## 吃藥三分毒

# 你真的
# 吃藥嗎？



**不聽信偏方、不自己當醫師、不當領藥魔人**

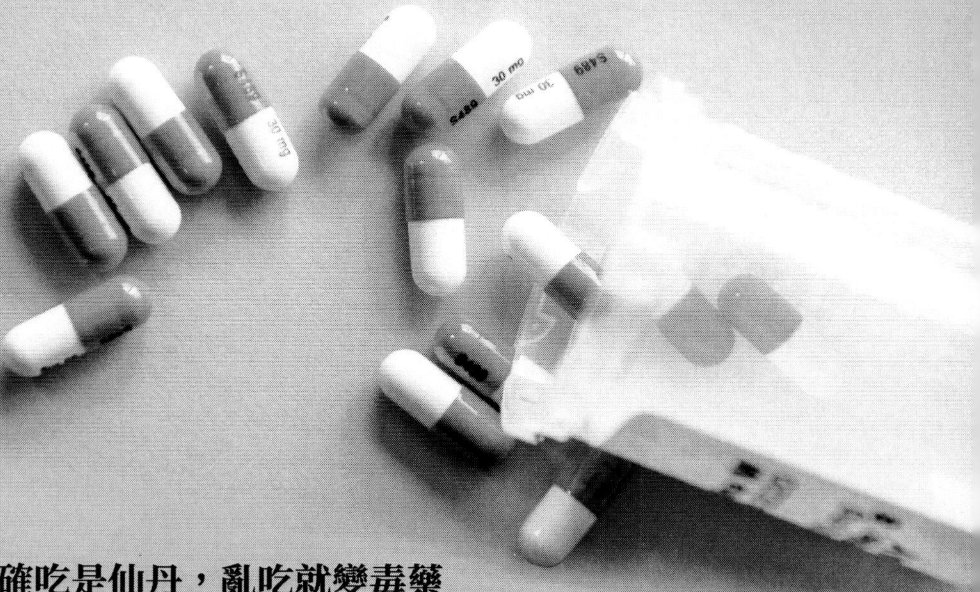

**正確吃是仙丹，亂吃就變毒藥**

▲放很久的維生素C，繼續吃真的沒關係嗎？

▲孩子生病了，該不該給他吃抗生素？

▲中老年人服用降血壓藥，應該注意些什麼？

▲為什麼潤喉糖不能太常吃？

▲服用維生素過量竟有可能中毒！

馬淑君　著

崧燁文化

# 目錄

## 前 言

## 第一章　普通藥品使用宜與忌

## 第六章　中藥使用宜與忌

# 前言

本書透過介紹普通藥品的用藥宜忌，讓讀者明白，多種疾病可以用同一種藥物治療，一種疾病也可以用多種藥物治療，在用藥過程中需要根據患者具體的病情和疾病史等來合理選擇藥物。為了讓身體迅速康復，最好選擇一些療效好而副作用相對較小的藥品，必要時還可以選擇兩種或兩種以上的藥物聯合用藥。

在家庭用中，尤其要注意用藥安全。患者在服藥之前既要嚴格遵照醫囑服用，也要仔細閱讀藥品說明書，這樣才能熟悉藥物的特性和作用特點，明確藥物的適應症和用法用量、注意事項、不良反應等。用藥不當可以造成的藥源性疾病，對患者身體造成不可逆轉的傷害。正確的用藥才能避免上述不利情況的發生。

本書還針對不同的用藥人群，分為老年人、女性和兒童三部分，詳細介紹了每個人群在用藥過程中會遇到的問題和解決措施，保證這三類特殊人群的用藥安全。

書中也詳細介紹了一些中藥宜忌和藥物的相互作用，以及煎藥的方法和服藥的護理，讓讀者透過閱讀本書，掌握一些中藥的用法和宜忌常識。

本書詳細介紹了生活中常常會遇到的用藥問題，讓讀者在閱讀之後能夠迅速掌握各種用藥宜忌，做到合理用藥，避開用藥盲點，保證患者和家人的身體健康。

限於編者水準和能力有限，對於書中存在的一些不妥和紕漏，希望讀者及時指正。

# 第一章　普通藥品使用宜與忌

# 閱讀藥品說明書，弄清劑型與用法

生活中，人們常常會因為疾患而去藥局購買各種各樣的藥品，在打開藥品包裝的時候，就會看到一張常見的藥品說明書，它上面標明著這種藥品的許多重要資訊，包括藥品的主要含量、治療疾病的類型和禁忌情況等等內容。透過一張小小的藥品說明書，就能夠知道如何正確用藥，可謂是作用頗大。

藥局的藥品一般分為處方藥和非處方藥，它們在用法和用量上有很大的區別，因而它們的藥品說明書上的內容也是有很大的差別。因此，不管是處方藥還是非處方藥，我們在購買和使用的時候都需要仔細閱讀說明書，確定是治療自身疾病且沒有什麼禁忌時才能夠服用這些藥品，做到安全用藥。

此外，還有一部分藥品是從國外原裝進口的藥物，它的說明書是根據國外相關藥品管理部門審查的，其說明書的內容和形式跟相關規定也不盡相同，因而需要特別注意：在使用這類藥品時必須遵循相關規定。

近年來，由於不正確的用藥導致的醫療事故越來越多，為了確保病人能夠按照正確的方法和劑量用藥，需要了解藥品的規格和每次的使用劑量。

## 一、藥品的劑型

藥品的劑型是一種藥劑學上的說法，這樣分類既是具體治療的需要，又是為了讓病人使用方便。我們經常看到的顆粒劑、膠囊劑、注射劑、藥膏劑、錠劑等說法其實就是稱為「劑型」，分別打開這些包裝，就能看到裡面的藥品對應的就是液體、粉末或者半固體原料製成的。通常情況下，同一種藥物根據不同的治療需要可以製成不同的劑型，而且服藥的途徑和對象不同，療效也有很大的差異。針對這種情況，患者在治療疾病時，一定要在醫生的指導下選擇適合自己的劑型和服藥量，以確保達到很好的療效。

藥品的藥劑類型是經過科學的驗證才確定的。我們都知道，藥物之所以能夠治療疾病，除了依靠藥物的藥理特性之外，還需要選擇一種合適的藥劑類型被人體吸收。否則，即使這種藥物對疾病有效果，但是選用的劑型不合適導致藥物不能有效作用於身體，那麼藥物也就白白浪費了。因此，正確把握藥物的劑型是保證療效和安全的重要前提。

## 二、藥品的規格

藥品說明書上還詳細說明了藥品的規格，藥品的規格跟患者需要服用的劑量密切聯繫。藥品的規格就是指單位（每錠、每支、每包等）藥物製劑所含的有效成分的量。這裡需要注意的是，相同的一種藥品，有時可以用於治療多種疾病，針對不同疾病、不同人群的藥品規格也不同。比如：有些藥品為了更好的區分患者年齡，藥品生產廠商特別生產出「兒童」、「成人」兩種規格的藥品，這也方便了許多患者。面對這些情況，病人在使用藥物治療之前，必須詳閱說明書上標明的藥品規格，根據需要的劑量來確定每次的服藥量。比如有一種藥每次需要服用的劑量是六十毫克，藥品說明書上標明的藥品規格是二十毫克

每錠，因此該患者每次需要服用三

錠，才能達到要求的六十毫克的劑量。有時候每錠的含量為五十毫克的藥量，而患者每次只需要服用二十五毫克就能達到效果，這種情況下就必須把藥錠切成兩半後再服用，千萬不要嫌麻煩而過量服用。

## 三、藥品的用法用量的重要性

如果沒有特殊說明，通常情況下，藥品說明書上的藥品用量指的是十八至六十歲的成年人適合的劑量。由於藥品的使用劑量和療效緊密相關，因此，病人在用藥的時候，一定要仔細閱讀藥品說明書，根據自身的年齡和身體狀況來確定合適的用量和，這樣才能保證良好的治療效果。

一般情況下，注意服藥的次數和給藥途徑這兩個方面才能做到正確服藥。一方面，病人需要根據藥品說明書上的內容來確定每天服藥的次數和每次服藥的間隔時間；另外一方面，要注意說明書上的藥品劑型來決定給藥途徑，一般是根據藥品的劑型決定的，通常在說明書上注明為口服、外用、注射三種。

## 四、按時按次服藥的重要性

經常用藥的人都知道，不同藥物每天服藥的次數也是不同的，有的需要一天一次，有的一天二次……每天服藥的次數是根據藥物在身體內的排泄快慢決定的。每天需要服藥次數越多的藥品，它在人體的持續時間就短，藥物排泄比較快；服藥次數少的藥物，它在人體的藥效持續時間就越長，藥物的在體內的排泄較慢。藥品說明書上標明的服藥次數是透過長期的臨床試驗得出的結果。因此，病人一定要在閱讀藥品說明書之後再確定服藥次數，切忌隨意增加或減少。否則，服藥次數過多會導致藥物沒有排泄乾淨而在體內蓄積，容易造成藥物的副作用反應；服藥次數過少則造成人體吸收藥物的有效成分不足，二者都會影響治療的效果。

### 五、注意一些非處方藥品的用法

許多非處方藥的藥品都是採用錠、丸、支等單位表示，這樣就能讓許多普通患者也能根據說明書來了解和掌握這種藥物的用法。此外，許多非處方藥並不適合長期服用，都有一定的療程。例如：某類感冒藥的療程是一週，如果患者在服用一週之後，症狀並沒有得到控制，就應該去醫院看醫生。需要注意的是，一些解熱止痛藥的限用時間更短，用於解熱時只有三天左右，如果在三天之後，體溫還沒有恢復到正常溫度，就需要去醫院接受檢查；用於止痛時限用三天至五天，如果症狀仍無緩解，則意味著病情更為嚴重或複雜，需要立即就醫，以免延誤病情。

## 慎用與禁用，區別要分明

我們經常在藥品使用書上看到這類藥在某些情況下需要慎用，在另外一些情況下又需要禁用。這兩個詞語雖然只有一字之差，但是輕重程度不相同。看來，用藥需要注意的地方還不少呢，為此廣大患者在服藥之前一定要仔細閱讀藥品說明書，在對比自身情況之後再決定是慎用還是禁用這些藥品。只有這樣，才能夠做到正確用藥，防止出現危險。

那麼，什麼是慎用和禁用呢？我們應當怎樣判別到底是慎用還是禁用？這就需要我們了解以下兩點：

## 一、慎用

「慎用」指的是需要謹慎服用，並不是說絕對不能使用，需要在醫生的指導下服用。這些有一定限制的慎用藥對於一些人來說，可能會在服藥之後出現不良反應。這類人一般是兒童、孕婦、哺乳期的婦女、老年人以及心、肝臟和腎臟功能不全的人群。之所以這些藥品需要慎用的對象都指向這些人，是因為這些人由於生理上的特點或疾病侵擾的原因，體內的排毒和解毒功能大幅度的削弱，或者肝臟、腎臟等身體重要器官功能下降，對藥物的排泄和濾過低於正常水準。如果這類人使用慎用藥的時候，就容易出現一些藥物的不良反應和副作用。因此在用藥的時候需要特別注意，一旦在服藥之後出現不適的症狀時就需要立即就醫。下面列舉一些藥品的慎用人群：

（一）　肝腎功能不全的病人需要慎用泛影葡胺、複方泛影葡胺、肝影葡胺、泛影酸鈉等用於 X 光顯影劑；

（二）　嗎丁啉（多潘立酮）這類藥主要是在肝臟進行代謝，如果患者肝功能不全，需要慎重使用；

（三）　利他能等藥物能夠刺激中樞神經，對大腦起興奮作用，患有癲癇和高血壓的病人應該慎用這類藥；

（四）　蒙諾具有雙重性。一方面它可以降低腎絲球的濾過性，影響藥物的排泄，容易造成毒素的蓄積；另一方面，它能夠達到舒張出球小動脈和降低腎絲球囊內血壓的作用，可以保護腎功能，防止引起腎衰竭，所以一定程度肝腎功能不全的患者只需要慎用就可以。

## 二、禁用

「禁用」顧名思義就是禁止使用，這是最嚴厲的警告。如果這類藥物的不適用人群服用了就會造成嚴重的不良反應或者藥物中毒，落下嚴重的後遺症甚至是生命危險。

一些藥物的禁用人群說明如下：

（一） 青黴素過敏的病人禁止使用克拉維酸鉀錠和阿莫西林等青黴素類的藥物，以免出現嚴重的過敏反應；

（二） 有消化性潰瘍的病人禁止使用阿司匹林，否則容易加重潰瘍；

（三） 有青光眼的患者禁止使用散瞳劑，否則容易加重病情；

（四） 從事開車、開船、機器操縱以及需要高空作業的人禁止服用馬來酸氯苯那敏（撲爾敏），因為它能夠引起嗜睡、頭暈、頭痛、嘔吐、低血壓等不良反應，帶來嚴重的後果；

（五） 嗎啡有抑制呼吸的作用，所以有過昏迷、休克和嚴重肺部疾病史的病人需要禁用嗎啡；

（六） 許多糖尿病患者如果肝腎功能不全，則需要禁止服用苯乙雙胍、二甲雙胍、格列本脲、格列波脲等藥品，以免引起藥物中毒。

## 是藥三分毒，不良反應需警惕

常言道：「是藥三分毒」。的確，藥一方面能夠治療疾病，緩解痛苦；另一方面也有可能會產生嚴重的有害反應。醫學領域把這種服藥後反而出現的有害反應的情況統稱為藥品的不良反應。

如今，隨著醫藥科技的發展，藥品的種類也是令人眼花繚亂，在給許多人帶來福音的同時也會因為一些藥品的不良反應造成一些悲劇的發生。用藥安全成了社會各界關注的普遍問題，那麼什麼是藥品的不良反應呢？

病人在經過醫生診斷病情，並且遵照正常的用法和用量，之後出現了一些意料之外甚至是有害的身體反應，這些情況就稱為藥物的不良反應。這裡要注意的是：藥品不良反應不包括由於超劑量用藥或者是其他用藥不當所引起的反應。

經過科學的研究表明，住院病人服用藥物的不良反應發生率為百分之十至百分之二十；住院病人因為藥品的不良反應而發生死亡的人數為百分之零點二十四至百分之二點九；自行購買藥物服用出現不良反應而需要住院的患者為百分之零點三至百分之五。

藥品的不良反應根據藥理關係的不同可以分為兩種類型：A 型反應和 B 型反應。其中，A 型反應只是由於藥品本身藥理作用的加強或延長。這類反應雖然發生率較高，但是也容易預防。比如：一些患者在服用散瞳劑後會引起口乾等情況。與之相對的 B 型反應與藥品本身的藥理作用並沒有直接關係。需要值得注意的是，B 型反應儘管發生率低，死亡率卻較高，而且它很難預測。比如有些青黴素過敏的患者，在進行皮膚試驗的時候卻是呈陰性的。因而對於 B 型反應，需要嚴格重視。為了防止出現不良反應，我們在購藥和服藥來兩個環節進行嚴格掌控：

## 一、購藥環節需要注意以下幾點：

### (一) 不清楚自身病情不要購藥

許多病人只要感覺到一些病症之後就會草木皆兵，在沒有全面了解自身疾患的情況下去藥局買成藥。殊不知，許多疾病都有相同或者類似的症狀，如果事先沒有去醫院檢查或者經過醫生診斷的時候就自行去藥局買成藥，很容易買錯藥甚至買一些加重病情的成藥。

### (二) 向醫生說明自己的病史

在醫生對自身進行診斷之後，一定要向醫生說明以往的一些疾病情況和藥物過敏類型以及藥物不良反應情況，以便醫生做出正確的診斷，防患於未然。

### (三) 不能輕易相信一些藥品的廣告

如今許多藥品生產廠商在電視報紙等媒體上宣傳自己藥品的神奇療效。其實許多這類的藥品廣告大多數都有誇大藥品真實療效的嫌疑。因而患者在購買藥品時，應該根據自身病情和醫生診斷之後選擇合適的藥物治療，而不能輕信廣告內容去購藥。只有這樣，才能做到對症下藥，合理用藥。

(四) 購藥數量和種類要盡量做到少而精

由於許多不良反應是因為藥物的聯合使用或者是病人為了治療一種疾病而買來幾種藥物一起服用造成的。因此，在購藥時要堅持少而精的原則。這樣做，既能保證很好的治療效果，又能防止不良反應的發生。

## 二、用藥環節的注意事項：

(一) 不可忽視藥品說明書

病人在服用藥品之前，一定要仔細的閱讀藥品的說明書，尤其是要注意說明書上標明的一些注意事項和不良反應情況，並且在服藥的時候，一定要按照說明書上的規定服藥。

(二) 服藥劑量要注意

大多數藥物的說明書上規定的使用劑量都是指成年人每次服藥的平均用藥量，有的是一個固定的劑量，有的則是一個使用劑量的參考範圍。對於一些有過藥物過敏史的病人一定要注意，如果確實需要服用某類藥物來治療疾病的，必須要在醫生建議下服用，因為對於這類病人來說，即使是按照說明書上的正常範圍服用，也容易出現藥物的副作用反應。

(三) 服藥過後不要飲酒

有些人在服藥後不加節制而飲酒，這也帶來了一定的健康隱患。一方面，飲酒可以讓消化道擴張，藥物吸收的速度變快，很有可能造成不良反應；另外一方面，酒中含有大量乙醇，乙醇可以加速一些藥物在身體裡的代謝和轉換，降低了藥物的療效，也有可能誘發藥物的不良反應。

**(四) 重視兒童用藥**

兒童由於身體正在發育期，許多器官的功能還沒有達到成年水準，因而在給兒童服藥時需要特別注意以下幾點：

1. 慶大黴素、卡那黴素、鏈黴素等藥物的使用很有可能損害兒童的聽覺神經，嚴重的可導致神經性耳聾；
2. 兒童使用去甲腎上腺素、多黏菌素等藥物能夠造成腎臟的損傷；
3. 感冒通的使用會造成兒童出現血尿的情況；
4. 甲氧氯普胺的使用能夠造成一部分兒童的腦損傷，留下嚴重的後遺症；
5. 對兒童需要恰當使用四環黴素，防止這類藥物影響兒童的牙齒和骨骼發育。

**(五) 老年用藥需要注意**

老年人的身體處於衰弱期，很容易罹患一些疾病，需要經常服藥，因而老年人在用藥時需要注意。

一方面，人一旦步入老年，許多臟器功能就會退化，減緩了新陳代謝的速度，因而容易造成藥物的不良反應；另一方面，許多老年人往往患有兩種以上的慢性病，需要長期服用許多藥物，這也就增加不良反應的發生機率。面對老年人這一特殊群體，在用藥的時候堅持不選用副作用大的藥品，並且適當降低藥量，減少不必要的長期用藥和聯合用藥，進而保證老年人的身體健康。

(六) 孕婦用藥須聽從醫囑

孕婦處在一個特殊的生理週期，如果不注意用藥安全，不光影響自己身體健康，而且還會損害胎兒生長發育。因而孕婦如果確實需要使用藥物時也一定要聽從經驗豐富的醫生建議，並在其指導下嚴格控制用藥劑量。

(七) 肝腎功能不全者需要格外注意

許多藥物服用後都是透過肝臟和腎臟排泄和濾過的，如果病人的肝腎功能本身就不好，這些藥物就會加重對病人肝腎功能的損害。因此，肝腎功能不全的病人在服藥前一定要看清藥物的適用人群，如果確實需要服用這類藥物，也應該定期去醫院做肝腎功能的檢查，一旦發現器官功能異常，應當馬上停藥，立即就醫。

## 藥品是否變質，如何慧眼辨別

隨著社會的進步和生活水準的提高，人們越來越注重自己的身體健康，在自己家中準備了一個家庭小藥箱，在藥箱中備上一些常見疾病的治療藥物，以備不時之需。

家庭藥箱的普及自然是好處多多，它既能保證及時用藥，也能應對一些基本的突發狀況，可謂是「藥箱雖小，功能齊全」。當有家人患上頭痛、胃痛、感冒、腹瀉、便祕等常見的小毛病時，只需要從家庭小藥箱中找出相對的藥品進行服用即可。

然而，令人擔憂的是，許多居民並沒有定期清理家庭藥箱的習慣，藥箱中有許多藥物其實已經過了保存期限而失去了原有的藥效。

## 一、常用劑型的檢查

由於受潮、受熱等原因造成的保管不當也會在保存期限之前就變質而不能使用，即使是服用過期變質的感冒藥也會對身體造成嚴重的危害。因此我們需要了解一些識別藥品是否變質的基本知識，常見的藥物鑒別方式就是透過眼睛看、鼻子聞以及口嘗等簡單實用的方法。一些常用的劑型的具體檢查方法說明如下：

### (一) 錠劑的檢查

錠劑的辨別一般是透過眼睛仔細觀察，看藥品是否有破碎狀、變色或者藥錠上出現色斑。以常見的維生素 C 為例，正常顏色的維生素 C 是白色或者略微帶點淡黃色，如果保存不當，或者存放的時間過長，就會出現氧化現象，顏色大都變成黃棕色，這就表明藥品已經變質，不可服用；感冒的常見藥物 APC 錠（複方阿司匹林），正常的時候顏色為白色，且聞起來沒有異味，嘗起來味道有些酸，如果遇潮就很容易發出濃重的醋酸味道，就說明藥品已經變質。此外，還有一些錠劑的是糖衣錠，一旦看到糖衣有黏黏連和開裂的情況，為了以防萬一，也不能服用這些藥。

### (二) 膠囊劑的檢查

膠囊劑的主要檢查方式就是用眼睛看和鼻子聞。在檢查藥品時，先看膠囊的外觀有沒有黏連和變形、開裂的現象，並且觀察有沒有藥物漏出來，接下來就要透過聞膠囊來確定有沒有異味，如果有，也不可輕易使用。

### (三) 合劑、糖漿劑的檢查

這一類藥品主要檢查有沒有發霉、發酵的現象，聞起來有沒有異常的腐敗發酸氣味。

### (四) 丸劑和沖劑的檢查

丸劑的辨別主要是檢查有沒有黴變、蟲蛀和黏連的情況；沖劑檢查的主要重點是是否有潮解、結塊以及發黴，生蟲的情況。以上情況就算是只有一種，也表示藥物有了不同程度的變質，不可以拿來服用。

### (五) 藥膏劑和滴劑的檢查

藥膏劑主要透過看和聞。觀察是否有油層析出和變色、乾縮的問題，接著聞一下藥膏劑的氣味，辨別是否有酸敗或者異臭的情況；滴劑的檢查主要透過觀察藥品本身是否有渾濁、沉澱、變色、有結晶或者絮狀物，如果有其中一種情況，也證明該滴劑已經變質，不可使用。

## 二、存放注意事項

為了保證藥物的合理存放，防止藥物變質呢，我們在平時對藥物的存放需要注意以下幾點：

（一）　注意藥物的標籤。盡量購買原裝藥品，保留好藥品的標籤。如果是散裝的藥品，也不要隨便拿紙包著，否則既不利於保存也容易混淆。這些藥品，最好是放在顏色較深的小瓶子裡，並且在外面貼上紙片，標明該藥的名稱、用法用量和一些禁忌事項。

而且在自製標籤上最好要貼上藥物的裝入日期和有效期。

此外，還需要分清藥品是內服還是外用。外用的藥品要用醒目的字體或者標籤注明，方便區分。對於一些驅蟲殺毒的藥物，不應該放在家庭藥箱內，防止藥物揮發汙染其他藥品，引起中毒，造成危險。

（二） 注意藥品的儲藏。採用正確方法的儲藏藥品，可以防止出現藥品未過保存期限就變質的情況。因此，買回家的藥品存放地點應當選擇在乾燥、陰涼的地方，並且要避免陽光直射，千萬不能放在潮濕或者是陽光直射的地方。另外，要分開內服藥和外用藥的存放地點，防止發生混淆，造成誤用。一些中藥材一旦遇潮容易發黴，因而不宜在冰箱內儲存。

（三） 注意藥品的清理。家庭的藥品也需要定期清理，及時將一些淘汰藥品、過期藥品、變質藥品、標籤不全的藥品以及假冒偽劣藥品清理出來，及時清理掉，並注意補充新藥。

（四） 注意藥物的有效期。藥物從生產出來之後也就有一定的有效期，過了這個期限，藥物不僅會失效而且誤食的話還有可能會產生更多的副作用。比如：維生素 C 存放時間超過一年，藥物的有效成分就會減半，服用之後可有可能導致腎結石和糖尿病。面對這種情況，人們在存放和使用家庭用藥的時候，一定要注意藥物的有效期，防止誤食一些過期變質的藥品而出現意外情況。

## 掌握正確服藥時間，發揮良好治療效果

人在生病之後，不但要選擇合適的藥物來治療，而且還需要採用正確的服藥方法，這樣才能充分發揮藥物的療效。具體的藥物服用時間是根據藥物的性質和作用共同確定的，一般口服的藥物分為飯前、飯時、飯後和睡前四個時段。這四個時間的確定是經過一定的科學驗證的，是根據具體的用藥目的、藥物的吸收和排泄時間以及藥物對胃腸道是否有刺激設定的。

因此，為了保證藥物能夠充分發揮療效，並能夠減少副作用，患者在口服藥物的時候一定要掌握正確的服藥時間。下面介紹一下這四個時段內適宜服用的藥物：

### 一、飯前服藥

這個服藥時間是指在吃飯前半個小時至一個小時的時段內。適宜在飯前服用的藥物一般是那些要求藥物充分而且迅速被人體吸收，且對腸胃無刺激的藥物。

### 二、飯時服藥

這個服藥時段是指在吃飯的時候和食物一起服用，服用的藥物一般為幫助消化的藥，跟食物一起服用有利於充分混合，發揮助消化的藥物功能。

## 三、飯後服藥

這個服藥時段指的是在吃飯後十五分鐘至半個小時候在服藥。這個時段適用於沒有特別說明的大多數藥品。在這段時間服藥，由於胃腸內都有食物填充，可以減輕和避免藥物對胃腸黏膜的刺激，有效解除因服藥導致胃腸道不良反應的隱患。

特別注意：一些由於飲食導致身體利用率降低的藥物，應當延長飯前或者飯後服用的時間。最好是在飯前一小時或者飯後兩小時以上再服藥。

## 四、睡前服藥

這個時段主要包括睡覺前的半個小時以內服藥。該時段內適合服用所有的催眠藥。還有一些藥物需要在服藥很長時間之後才能發揮藥效，亦適合在睡前服用。此外，由於在睡覺之前，胃內已經基本排空，一些滋補藥也可以像飯前用藥一樣，在這個時段內服用。

## 五、必要的時候服藥

一些特殊情況和突發疾病可以根據突發的情況隨時服用藥物。比如作為常見止痛藥的和解熱止痛藥 APC 錠等。此外，一些臨時出現病狀的病人也可以根據狀況及時服藥：需要乘車坐船的暈車暈船人群可以根據需要隨時服用止暈藥；臨時心絞痛的患者可以立即服用硝酸甘油錠。立即服藥既可以在面對突發疾病時候，緩解症狀，有利於進一步的治療，也可以預防一些病狀的發生。

我們在注意服藥時段的同時也要注意兩次服藥的間隔時間。比如：一日兩次服用的藥物，就可以在早七點和晚七點的時候服藥；一日三次的話就保持在每次服藥之後間隔八個小時再服藥，以此類推。如果遇到與患者自身的作息時間有矛盾的時候，可以做適當的調整，但是間隔時間不要果斷或者過長，否則會達不到預期的療效，影響治療。

## 交叉用藥，謹防過敏

隨著醫藥科學的發展，藥物的種類也越來越多，對於各類藥物發生過敏的情況也越來越多。許多患者在發生一次藥物過敏事件之後並沒有引起重視，這樣就很有可能發生第二次藥物過敏的風險。

臨床研究表明，第二次發生藥物過敏時的症狀，往往比第一次嚴重得多，甚至還會出現剝奪性皮膚炎等危及患者生命安全的嚴重過敏反應。

許多患者經過一些臨床用藥和皮膚過敏性試驗，知道自己對某種藥物過敏，就認為只要以後不再服用這種藥物就能夠避免第二次藥物過敏。殊不知，許多藥物雖然和第一次過敏的藥物不同，但是其化學結構存在很大的相似性，因而也很容易發生藥物的過敏反應，需要廣大患者加以注意。

那麼藥物的交叉過敏具體指的是什麼呢？醫學上的說法是，患者在已經知道對某一種藥物過敏之後，在服用另外一種化學結構上類似的藥品時，也會發生藥物過敏反應的情況。比如：有的患者對某種磺胺類的藥品過敏，那麼他也不適宜服用其他磺胺類的藥物。此外還需要注意，一些磺醯脲類口服降血糖藥如二甲雙胍錠、甲苯磺丁脲錠、氯磺丙脲錠等雖然不屬於磺胺類，但是患者在服用時也可能出現交叉過敏的現象。主要是因為這兩類藥物中都含有一對氨基苯磺醯胺，這個相同的化學基團，使患者出現了藥物交叉過敏的情況。

另外，許多患者很有可能對青黴素類的藥品過敏，那麼這些患者為了防止出現交叉過敏，也不適合服用阿莫西林膠囊等頭孢類的藥物。因為這兩者的化學結構上存在很大的相似性，所以在服用頭孢拉定膠囊或針劑、頭孢曲松、先鋒呱酮等頭孢類抗生素時很容易發現藥物交叉過敏。

還有一方面，為了防止藥物交叉過敏，除了避免服用化學結構類似的藥品，還需要注意規避使用一些含有同一血清蛋白質製劑的藥物。比如：一些對破傷風抗毒素針劑過敏的患者需要避免使用狂犬病血清針劑，因為這兩種藥物都含有馬的血清蛋白質，患者對於前者過敏很有可能就是由於馬血清蛋白質過敏，如果使用後者，勢必也會出現交叉過敏現象。

患者需要注意以上提到的兩種情況，一些發生過藥物過敏的患者，還需要注意避免使用一些與首次過敏藥物成分類似的複方製劑。這樣才能保證在用藥過程中避開藥物交叉過敏。

## 處理外傷，謹慎用藥

隨著人們生活水準的提高，人們越來越重視自身的健康，因而許多人都喜歡在天氣轉暖後外出活動，鍛鍊鍛鍊身體。由於這個時候許多人穿得都比較少，因而難免會有在活動過程中造成一些劃傷皮膚、關節損傷的情況，這時候大多數人都是不以為然，只是隨意在皮膚受傷處抹一些藥膏。這其中就有一些不恰當的處理方法需要我們注意，畢竟不同的外傷，治療的方法也是不同的，而且所用的藥物也不能隨意選用，否則不但不能促進傷口癒合，達到治療的效果，甚至會加劇傷情。

針對這種情況，我們在戶外活動的時候要特別注意自己的安全，遇到不可避免的軟組織挫傷時，不能隨意用藥，應當根據具體的傷情和個人的身體情況進行恰當處理。

下面我們來了解一些關於外傷的處理知識和注意事項。

## 一、外傷的分類及治療

### (一) 挫傷

挫傷大多數是由於直接性的碰撞引起的，比如摔傷、撞擊傷以及軟組織的擠壓傷等。病人如果處在挫傷早期，那麼可以採用冷敷的方法對傷口進行緊急處理，如果傷口有明顯的滲出情況則應該改為熱敷處理，而且需要配合一些非處方的止痛藥進行治療。如果，病人行動不便，可以進行簡單的固定，並及時去醫院進行全面的檢查。

### (二) 擦傷

擦傷主要是由於在外出活動中，身體皮膚同一些粗糙的物體發生劇烈摩擦之後導致皮膚表面的損傷，擦傷嚴重的話會造成真皮的傷害。治療方法也是根據擦傷的時間和情況作出具體處理：早期的擦傷可以用一些生理食鹽水或者消毒藥水進行清潔傷口，防止傷口發生化膿感染；如果傷口已經感染化膿，可以採用一些非處方的抗菌消炎藥進行治療。

## 二、外傷治療中的一些注意事項

### （一）中藥類外傷用藥

這類中藥類的外傷用藥在使用的時候必須格外注意，外用藥只能外用不可以內服，並且在使用外用藥之前，盡量用清水或者生理食鹽水進行清洗傷口，防止發生感染。

### （二）內服藥物

許多外傷的治療也可以選用一些內服藥物進行治療。鑒於內服藥需要經過人體的肝腎等重要器官的代謝和濾過，因而如果傷者的肝腎功能不全，也要禁用。此外皮膚過敏的患者和孕婦這類特殊人群也需要禁用這類內服藥物。兒童可以根據年齡減少藥量服用，但需要謹慎。

### （三）西藥類外傷用藥

如果需要使用一些西藥類的外用藥，我們一定要注意：外用藥只能用於傷口的治療，避免這類藥物跟眼睛和其他黏膜接觸。如果傷口就在眼睛等敏感器官周圍，需要謹慎使用。在使用這類藥物時，一旦皮膚出現搔癢、紅腫、灼燒等情況需要立即停止用藥，把傷口重新清理乾淨，使用其他類型的藥物治療或者向醫生進行諮詢。此外，一些藥物在使用時注意避免特殊人群，比如兒童擦傷不適合大面積使用硼酸洗液。如果擦傷較為嚴重，傷口不斷滲血，不方便敷藥的時候，需要先洗淨傷口，擦乾之後才能敷藥。對這類外用藥過敏的人禁止使用。

(四) 其他的一些禁忌說明

1. 紫藥水

紫藥水廣泛應用於防腐、殺菌、消毒，對皮膚表層的感染具有很好的治療效果。不過紫藥水也不是萬能的，它不適合塗在皮膚破損黏膜和化膿性傷口，一方面，塗抹紫藥水形成的保護膜可以阻止膿液的流出，加重病情；另一方面，膿液還會稀釋紫藥水，影響治療功效。此外，不宜將紫藥水同紅藥水、碘酒等一起使用，否則會使之無效。

2. 碘酒

碘酒一般按其濃度比率分為兩種：百分之二和百分之五。百分之二的碘酒主要用於皮膚的輕微擦傷，不適合已經破損的皮膚傷口的清理。百分之五的碘酒一般主要用於注射時對皮膚消毒。因此，在處理外傷時，並不適宜塗抹。此外，對碘酒過敏的人也要謹慎使用。

## 規範抗生素使用，堅持合理用藥原則

有一年的世界衛生日的主題——「抵禦抗藥性：今天不採取行動，明天就無藥可用」。這主要表達了對不合理使用抗生素的擔憂。在日常生活中，許多家庭都購買了各類抗生素，把抗生素當做萬能藥，其實長期使用抗生素不僅可以讓細菌產生抗藥性，達不到相對的治療的效果，而且會對病人體內正常的菌群產生影響，造成菌群失調，對身體產生極大的健康隱患。

由於大量的使用抗生素，有些細菌的抗藥性也越來越強。

比如：據某醫院的細菌耐性性監測研究表明大腸桿菌對氟喹諾酮類藥物的抗藥性從原來的百分之二十至百分之三十發展到現在已經達到了百分之六十，其治療效果令人堪憂。而且在近幾年來，每年都會監測到幾種特別抗藥的細菌，大多數的抗生素物都無法消滅他們。

兒童長期應用抗生素將會造成更為嚴重的影響。許多家長受到不良醫生和藥局的誤導，當孩子患上一些常見的感冒時就盲目使用一些高級的抗生素，以追求疾病迅速治癒。殊不知，經常使用高級別的抗生素會造成免疫力降低，細菌的抗藥性也大大超過成人，以至於以後孩子只要患上感冒，常見的藥物根本無濟於事。

如今，抗生素使用很不規範，儘管大多數抗生素都屬於處方藥，法律規定這類藥物必須憑職業醫師或者執業助理醫師開出的處方才能夠購買和使用，但是抗生素在市場上仍然可以隨意買到。此外，大多數都是患者自己憑感覺用藥，這些做法非常容易引起不良反應。有一項調查顯示，藥物不良反應的報告中，百分之六十屬於抗生素的不合理使用。

## 一、抗生素使用的「四不原則」

為了防止抗生素的不合理使用，我們在使用抗生素時需要堅持「四不原則」：

### (一) 不隨意購買抗生素

抗生素是處方藥物，患者需要遵守相關法律法規的要求，不能自作主張，去藥局隨意購買抗生素，而是需要在醫生診斷的基礎上，經由醫生開出的處方箋再去購買所需要的藥品。

### (二) 不自行選擇抗生素

許多患者不經過專業醫師的診斷和指導，自己決定選擇哪類抗生素，其實抗生素的種類繁多，針對的病症和適用人群也是不同的，因而病人不能自行選藥，以免藥不對症而帶來不必要的麻煩。

### (三) 不隨便停用抗生素

患者一旦在醫生的診斷後需要使用抗生素進行治療，那麼就應該按照處方箋每天定時定量的使用，以維持藥物在體內的有效濃度，保證治療效果，不可以隨邊停藥。

### (四) 不盲目使用抗生素

許多家庭喜歡在家庭小藥箱裡備上一兩種抗生素類的藥物，這是十分不正確的做法。患者需要使用抗生素時，最好是去醫院由醫生診斷決定的。一些諸如感冒之類的常見病不適合盲目使用抗生素，以免產生抗藥性。

## 二、抗生素使用的其他注意事項

在堅持四不原則的基礎上，我們還需要注意以下幾點，以減少來自不合理使用抗生素造成的危害：

### (一) 用藥一定要適度

不合理的使用抗生素包括兩個方面：一方面是每個療程的使用劑量不足；另一方面是過度過量使用。前者的主要情況有：許多病人過於片面認識抗生素，誇大抗生素的副作用，在使用抗生素治療過程中一旦病情有所好轉就自行停止用藥，導致病情反覆，延誤病情。更有甚者，完全拒絕使用抗生素進行治療。反之，後者的主要情況有：病人在醫生開出處方箋後，購藥後自行治療過程中濫用抗生素，而且一些不正規的醫療機構為了追求利益，給病人使用抗生素來增加收益。此外有一些患者認為抗生素物美價廉，能治百病，不管自己得了什麼病，統統都用抗生素治療，造成過度使用。

為了遏制濫用抗生素的情況，一方面需要政府加大對醫藥市場和醫療機構的監管，出台相對的抗生素使用法規，嚴格控制抗生素的生產和使用；另一方面需要加大抗生素相關知識的宣傳，讓普通群眾對抗生素有一個全面的了解。

**（二）抗生素也要對症才能下藥**

不同的抗生素針對的細菌種類也是不同的，只有對應的細菌感染才能達到一定的療效。而且抗生素也並不是越貴就越好，最好是在醫生的指導下才能使用。

### 三、少用抗生素

不管是不是濫用抗生素，只要患者使用了抗生素，身體或多或少都會受到一定的影響。因此，如果不是確實需要使用抗生素進行治療的病症盡量不用，可以採取鍛鍊身體來增強自身抵抗力配合健康合理的飲食來進行預防和緩解病情。

## 激素類藥副作用大，使用時須慎重從事

隨著激素類藥物的臨床應用，既給廣大患者帶來福音，也

在另一方面給患者帶來了嚴重的副作用。因此，人們需要了解激素類藥物的相關知識，在了解藥物特點的基礎上才能正確的使用這類藥物。

激素類藥物主要用於一些變態反應的疾病，分為弱、中、強三類。許多患者在使用激素類藥物時往往忽視了其副作用，盲目使用。比如：有一個得了過敏性皮膚病的患者，手臂長乾癬，奇癢無比，這時候沒有去醫院就醫而是自行在藥局買了一瓶藥膏來塗抹。開始的時候感覺有了一點效果就加大藥量，每天塗抹次數也比較多，結果一個月後，乾癬雖然好了，但是患處皮膚變薄、色素沉澱、微血管擴張還誘發了痤瘡皮膚炎，這才後悔莫及，去醫院就醫。

此外，還有一些黑心醫生往往標榜自己有祖傳祕方，可以治療多種疾病，吸引一些不明真相的人去購買。其實，這些可不是什麼祖傳祕方，而是含有大量激素的危險藥。這些藥如果誤用，很有可能會造成嚴重的副作用。就算是一些正規藥廠生產的激素類藥品，患者也不能長期大量使用，以免嚴重損害身體健康。

下面就介紹一些激素類藥物的相關知識，以供讀者參考：

## 一、服用不當而產生的副作用

這裡分為內服或注射激素類藥物的副作用和外用類激素的副作用兩點介紹。

### (一) 內服或注射類激素藥物的副作用

患者在使用激素類藥物的時候，往往會有如下錯誤食用方法：一是短時間內大量服用；二是長期服用。這樣注射或者內服激素可以對患者的腎臟造成多方面的損害。比如：加重腎絲球硬化、加重腎絲球蛋白尿以及腎鈣化和腎結石，還會誘發或加重多囊性腎病、低鉀性腎病等。此外，還會引起身體一系列的體溫調節紊亂和物質代謝紊亂，破壞人體免疫力，嚴重的話還會造成一些併發症，給患者的生命帶來極大的危險。

### (二) 外用激素類藥物的副作用

一些患者常常不顧醫生叮囑，長期大量的塗抹激素類的藥膏。殊不知，這些外用的激素會經過皮膚吸收直接進入血液循環系統。不正確的外用激素類藥物會引發高血壓、骨質疏鬆、股骨頭壞死、多毛、肥胖、月經紊亂以及胃腸潰瘍等病症，威脅到了患者的身體健康，因此需要慎重使用這類藥物。

## 二、不規律使用激素類藥物的危害

患者在服用激素類藥物的時候，不能自己根據感覺隨意停藥、加大或減小劑量以及不按正常次數和時間服藥，這些都是十分錯誤的。這樣不規律的使用激素類藥物很有可能會導致病情反覆甚至加重，增加治癒的難度，延誤了病情。

## 三、激素類藥物的禁忌部位

許多病人在外用激素類藥物時，一定要注意，這類藥物不適合塗抹在一些身體部位。比如臉部和會陰部是人體血液循環豐富且皮膚最薄的地方，如果在這些部位使用激素，則更有可能產生的副作用，受到影響的器官也多，傷害也更大。此外，腹股溝、腋窩、乳房等部位由於潮濕、出汗多，外用激素極易被吸收，使用之後皮膚容易萎縮變黑。

## 四、激素類藥物的禁用人群

### （一）兒童

兒童由於皮膚的發育沒有完善，角質層還比較薄，達到的屏障作用較小，使用激素類藥物後很快就會被皮膚吸收而進入血液循環系統。因此，過多的激素會嚴重影響兒童的生長發育，造成早熟等不可挽回的傷害。據一項研究表明，兒童使用激素類藥物的傷害程度達到成人的三倍以上。因此，兒童不到萬不得已都不能使用激素類藥物。

### （二）老年人

老年人由於生理原因，許多器官都衰老，一些器官功能也下降，比較明顯的是老年人的皮脂腺分泌減少，所以大多數老人的皮膚都是乾燥的，並且有不同程度的萎縮。如果在這個階段使用激素類的藥物，就會使原來代謝緩慢的皮膚更加乾燥和萎縮，很有可能加重病情。

### （三）孕婦和哺乳期的婦女

這個時期的女性很有可能會患上許多皮膚病，經常伴有搔癢的症狀，這時候也需要慎重用藥，千萬不能使用激素類的藥物，防止這類藥物經過母體吸收進入血液循環，最終對胎兒和嬰幼兒造成傷害。臨床研究表明，在這個階段如果婦女不合理的使用激素類藥物，很有可能會導致胎兒出生後抵抗力低、皮膚特別敏感等情況，造成孩子今後智力低下、虛胖、體弱多病。

## 安眠藥治療失眠效果好，安全用藥不要隨意用

現代社會由於競爭壓力增大，許多人都患上了失眠症。失眠症讓這些患者受到了很大的折磨。許多失眠病人往往晚上難以入睡，白天則精神萎靡，生活和工作都受到了很大的影響。

失眠症屬於精神疾病的一種，近十年來患失眠症的人群有不斷上升的趨勢，已經引起了社會各界的廣泛關注。大多數失眠症的治療都是依靠各種類型的安眠藥，治療效果相對較好，但是一些不正確的用藥方式也給許多患者造成了額外的傷害。因此，失眠患者需要做到以下幾點，確保安全用藥：

### 一、不要和別人分享藥品

失眠藥有許多種類，是醫生根據病人的病情和年齡以及身體情況而開出針對個人的處方箋。因而患者在治療失眠的過程中，千萬不要分享別人的安眠藥或者給別的患者自己的安眠藥救急，以免引起藥物的不良反應，造成安全隱患。

### 二、不適合服用安眠藥的人群

由於安眠藥的一些藥理上的特點，有一些人是不適合服用安眠藥的。這類人群分別是：

#### (一) 孕婦或者哺乳期的婦女

前者服用安眠藥的藥物成分可以透過胎盤被胎兒吸收，造

成對胎兒的傷害；後者也可以透過乳汁把安眠藥的成分傳輸給嬰兒。

### (二) 從事夜晚工作的人群

需要晚間工作的患者在服用安眠藥後可能會造成頭暈、意識模糊等症狀，造成嚴重的安全隱患。尤其是一些需要在夜晚操縱機器，駕駛車船的失眠患者，可以在工作的時段之外服用，以免出現危險。

### (三) 過度飲酒的患者

研究表明，酒精能夠大幅度降低安眠藥的安全性，造成不良反應的概率顯著增加。

### (四) 患有高血壓等疾病的老年人

這類患者需要長期服用大量降壓藥，而安眠藥具有鎮靜的作用，尤其是在夜晚服用後可能會造成血栓，給老年人的生命安全帶來嚴重隱患。

## 三、遵醫囑服用安眠藥

一些疾病使用的藥物跟安眠藥一同服藥時，極有可能會造成嚴重的藥源性傷害，而且有些疾病本身的症狀也不適合使用安眠藥。比如患有睡眠呼吸中止症的病人在服用安眠藥之後，極有可能導致猝死。因此，在服用安眠藥之前，應當詳細向醫生說明過往病史和不良反應史以及正在服用的藥物等重要資訊，以便醫生做出正確的指導。

### 四、合理用藥

失眠的產生類型有很多種，主要分為生理性、心理性、藥源性、病理性四種。因此要根據產生原因和類型對症下藥：一般的失眠症病人只需要服用短效的失眠藥，臨時服用一至二次就可以有效的緩解症狀；短期的失眠患者在服藥時間上需要限制在二週以內，一旦症狀緩解，就應該及時停止用藥；長期的失眠患者，為了防止產生藥物上癮的情況，也不可以只使用一種安眠藥，需要定期換藥。

此外，如果患者已經對安眠藥成癮，也不要過度焦慮，以免加重病情。這個時候應當在醫生的指導下，透過新的治療方案逐漸減少用量或者是採用其他方法戒除。

## 善用維生素，科學合理保健康

維生素是維持人體各項生命活動必不可少的一類有機物，儘管在每個人身體內含量很少，但是卻不可缺少。如果人體缺乏維生素，將會造成各種健康隱患。

許多人由於工作繁忙以及不合理飲食，往往會覺得自身需要補充維生素，自行去購買一些補充維生素的藥品來服用，美名其曰「補充營養」。其實，維生素可不是什麼滋補藥，而是一種藥品，只適用於一些維生素缺乏症的治療。如果一個正常人經常服用維生素的話，反而會造成一些不良反應甚至是維生素中毒。因此，維生素不是糖果，是不可以隨便吃的。

下面就了解一些維生素的相關知識，以便讀者科學合理的使用維生素。

## 一、維生素缺乏的原因

(一) 攝取維生素的吸收利用率低。這種情況主要是由於一些消化道疾病或者日常攝入的脂肪較少而造成的。由於維生素大多屬於脂溶性藥物，因此每天要保證一定量的脂肪攝入，這種情況僅在一些偏遠的山村普遍存在。

(二) 食物的供應不足，維生素攝入量低。這種情況主要是由於不合理的烹調方式和食物的儲存不當，造成維生素的大量流失，比如：葉酸在受熱後會嚴重損失。

(三) 維生素需求相對較高的人群。這部分人群主要包括孕婦和哺乳期的婦女、特殊工種、兒童、特殊環境等，他們對於維生素的需求較多，正常的攝入量可能會不足。

(四) 不合理用藥。這主要展現在抗生素的不合理使用上。人的消化道內有一部分細菌對於人體是有益的。它們可以幫助消化食物，同時產生一些維生素被人體利用。如果不合理的使用抗生素，殺滅了這些有益細菌，就會造成維生素的缺乏。

## 二、缺乏常見維生素對人體的影響

### (一) 維生素 A 缺乏

人體缺乏這種維生素會造成頭髮枯乾、皮膚粗糙、記憶力減退、失眠煩躁、指甲出現明顯的白線以及夜盲症等。

### (二) 維生素 B1 缺乏

人體缺乏這種維生素會造成小腿間歇性疼痛，對於噪音有過敏性反應。

### (三) 維生素 B2 缺乏

手腳有灼熱感覺、怕光、嘴角破裂糜爛以及出現各種皮膚病。

### (四) 維生素 B3 缺乏

口腔潰瘍、口臭、舌頭紅腫且伴有情緒低落的症狀。

### (五) 維生素 B6 缺乏

口腔黏膜乾燥、舌苔厚重、嘴唇浮腫、頭皮多。

### (六) 維生素 B12 缺乏

身體的不確定位置會有間歇性的痛楚感、手指和腳趾酸痛以及行動容易失去平衡。

### (七) 維生素 C 缺乏

身體虛弱、傷口不易癒合、舌苔厚重、牙齦出血等。

## 三、應用維生素的一些注意事項

### (一) 注意服用劑量

維生素不是營養品，也是藥物，服用的時候也要注意劑量，並不是越多越好。維生素如果不加節制的大量服用，很有可能會造成維生素中毒現象，威脅患者生命安全。比如：維生素 C 是許多人熟悉的種類，都認為十分安全，但是如果透過大量靜脈注射維生素 C 的話，很容易造成靜脈栓塞以及紅血球大量溶解的症狀，嚴重者會致命。再如，維生素 D 可以治療和預防佝僂病及成年人的骨質疏鬆症。但是，病人每次使用維生素 D 超過三千國際單位或者半個月內達到二十五萬國際單位時會造成嚴重的副作用反應。

**（二）注意藥物配伍**

維生素類藥物的有效成分都是多分子的有機化合物，容易受到其他藥物的影響。例如四環黴素、青黴素等廣譜抗生素的使用可以造成人體缺乏 B 群維生素；常用治療便祕的液體石蠟容易導致患者對維生素 A、D、K 的吸收不良；許多抗癆藥的服用者會有維生素 B6 缺乏的症狀；患者在補充維生素 C 時不能和鐵劑補血藥一同使用。

此外，維生素之間還存在不相容的現象，而且排斥的程度還各不相同。比如體內維生素 C 過多的話會破壞身體對於維生素 B12 的吸收；心血管病患者在服用維生素 PP（菸鹼酸）時，容易引起膽鹼和維生素 B1 的缺乏。

**（三）注意副作用**

由於維生素類藥物也會有一些藥物的副作用和不良反應，因而需要特別注意。比如患者在服用維生素 A 時，很有可能會出現一些不良反應，其症狀主要表現為煩躁、嗜睡、頭痛等，病人的神經系統也會受到一定程度的干擾；對於維生素 B1、K 嚴重過敏的患者，服用後可能會致死；服用維生素 B12 很可能會發生過敏性休克；服用維生素 D 可能會引起腎小管、動脈不同程度的鈣化；維生素 E 可以誘發血栓的形成以及造成婦女月經過多等症狀。針對這些副作用，患者需要嚴格控制服藥的劑量。此外，患者盡量以口服為主，避免採取注射的方式，進而有效的防止不良反應的發生。

**（四）注意合理存放**

由於維生素種類較多，因而家庭儲藥時要分開存放，防止混淆和發生反應。比如維生素 C 和維生素 B1 接觸後會發生反應，不能放在一起；維生素 D 和維生素 B1 需要用避光和防止紫外線照射的棕色藥瓶保存；維生素 A 和維生素 C 需要注意密封保存，防止接觸空氣而氧化失效。

透過了解以上內容，讀者應該明白維生素也不能隨意使用，需要科學合理的使用才能保證患者的身體健康。

## 選用藥物，切忌隨意合併使用

如今，藥品類型不斷細化，藥品種類也越來越多，一些病人為了保證藥物良好的治療效果，往往就會採用聯合用藥的方式在服藥。

大多數情況下，經過醫生的指導，進行適當的聯合用藥是必要的，能夠及時治療疾病，以免延誤病情。正確的聯合用藥能夠達到協同促進作用，還可以抵消一些副作用，增強藥力等。但是，由於藥物種類多累，藥物本身的藥性也存在很大的差異，一些沒有經過科學驗證的合併用藥往往並不能達到有益的協同作用，反而會由於藥理或理化之間的一些相互作用而引起一些不良反應，對身體產生危害，嚴重的還會導致患者死亡。

臨床研究表明，聯合用藥的種類越多，發生不良反應的概率也就越大。當患者聯合使用少於5種的藥物時，不良反應的發生率為百分之四點二，但是當患者聯合使用二十種以上的藥物時，其不良反應發生率迅速上升至百分之四十五。

鑒於以上這些情況，患者需要聯合用藥時，最後事先諮詢藥局的藥劑師，了解一些藥物的相互作用知識，尤其是明晰一些能夠導致嚴重不良反應的藥物相互作用。如果遇到藥劑師也無法明確的聯合用藥時，則最好不要同時服用，以免產生不良反應。

## 合理用藥，走出用藥心理盲點

醫藥科學的發展基本上滿足了人們治療疾病，身體保健的需求，藥局裡也是擺滿了各種治療藥、營養藥、滋補藥、保健藥供人們自由選擇。但需要值得注意的是，大多數普通群眾對於醫藥知識還是了解不多，在藥品的使用上也存在許多心理盲點，造成了極大的危害。

為了避免人們在購藥時走進這些用藥心理盲點，做到合理用藥，特此詳細介紹幾大常見的用藥心理盲點：

## 一、保險心理

中藥歷史悠久，大多數人對於中藥都存在好感，認為西藥只能治標，而中藥既能治標又能治本。在生病時，許多病人不管疾病的類型，一味要求用中藥治療。其實「是藥三分毒」，只要是藥物都具有兩面性，既可以治病也可以致病。中藥再怎麼歷史悠久也不是什麼萬靈妙藥，也需要經過肝臟的代謝和腎臟的過濾，一些中藥甚至還有很強的副作用。比如附子和草烏等中藥服用過多可以導致患者心律不整，甚至造成心跳驟停，危及生命。此外，對於一些人參、鹿茸等中藥滋補品的服用也要謹慎，臨床上就發生過服用人參而導致大出血的狀況。由此可見，中藥也不是可以隨意用的，應當科學合理的服用。所以，病人在選擇什麼藥物治療的時候一定不能盲目相信某類藥物，要根據自身病況和醫囑再決定。

## 二、從眾心理

許多病人將購藥的種類選擇確定在那些經過廣告大力宣傳推廣的品牌藥和周圍人用了說效果好的藥品上面。其實，這類盲目的積極用藥也會造成了很大的隱患，畢竟每個人的身體狀況、疾病成因、藥物過敏歷史都是不一樣的，別人適合的藥物也許並不完全適合自己。此外，還有一些患者篤信一些高價藥、特效藥和進口藥，認為只有這些藥才能治好他們的疾病，忽視了許多常見的藥物。這些錯誤的認識大多是從眾心理在作祟，需要患者明白，只有適合自己的藥物才是最好的，才能對自己的疾病治療達到很多的效果。

## 三、速效心理

一部分病人對疾病的認識嚴重不足，平時也缺乏基本的預防疾病的常識，而且不注意自己的身體保健。這部分人在得病之後往往會急於求成，希望立即服藥就能治癒疾病。在選藥方面也存在很大的問題，他們往往會追求速效而一股腦的買多種藥品、看幾家醫院，以至於中藥西藥混著喝，而且用藥量過大。這樣做不光疾病沒有治好，反而新添了一些不良反應。對於這些病人一定要讓他們走出速效的心理盲點，認識到藥物並不是一吃就能見效的，是需要在體內經過一段時間的吸收才能發揮效用的，而且疾病康復是需要藥物和心理以及身體自身調節等多種效應才能實現的。

## 四、高價高效心理

許多病人把日常購物中的「便宜沒好貨」也嫁接到購藥中來，其實是大錯特錯。許多藥品的價格確立，主要是看它的原材料成本，如果原材料很多，容易採集或者製藥工序簡單，這種藥物的價格就低，反之則偏高。但是，患者一定要注意：藥品的價格跟療效並不成相關性。比如：硝酸甘油錠是常見藥物，對治療急性心肌梗塞有很好的療效，但由於這種藥制取容易，成本低，因而每錠僅僅只有幾塊錢。所以，藥物並沒有高低貴賤之分，能夠治療自己疾病的藥物才是好藥，需要擺脫錯誤的高價高效心理。

## 五、過度迷信抗生素

現在許多人還對抗生素的副作用了解不足，盲目誇大抗生素的功效。這些人平常只要自己或者家人患上了感冒發燒等常見病就要求醫生給開抗生素或者注射抗生素進行治療。在這些人嚴重，抗生素儼然已經成為了「超級藥」，能夠治療各種疾病。其實，抗生素只能治療由於細菌性感染的疾病，對於一些病毒性的感染並沒有效果。還有一些人在需要使用抗生素治療時，一開始就要求用高級別的抗生素。以上這些做法都是極其錯誤的，容易引發藥物的不良反應，而且還會產生抗藥性，嚴重影響疾病的後續治療和身體免疫力。

## 六、普通藥當補藥

有些人對藥物的了解不夠全面，看到一些藥物的主要成分跟滋補藥一樣，就自以為是的買回來給自己和家人使用。其實，這些藥物的盲目使用可能會使原本健康的身體受到來自藥物的損害。比如許多人認為吃維生素就是補充營養，經常自己買回來大量服用。殊不知，維生素只能用於維生素缺乏症的治療，如果正常人長期大量服用維生素會引起維生素中毒的不良反應。再如，一些人對於丙種球蛋白的認識不夠全面，經常自行購買來給自身或家人注射以期達到增強免疫力的功效。其實丙種球蛋白的注射只是暫時的被動免疫，用於預防一些病毒性的傳染病有一定的效果，但是如果不分青紅皂白就使用很有可能干擾其他疫苗的效果，並且抑制一些抗體的產生，對身體健康有產生很大的隱患。

綜上所述，這些錯誤的用藥心理都是不可取的。只有擺脫這些錯誤的用藥心理，才能做到合理用藥，疾病也會得到科學的治療。

## 遵循科學規律，且莫輕信特效藥

如今，資訊的發展十分迅速，各種資訊透過不同的媒介傳進了廣大消費者的腦海中。於是一些不法商販就鑽法律漏洞，打出許多誇大宣傳的虛假廣告來迷惑消費者，宣揚一些所謂的特效藥，以此來欺騙購藥的患者，從中牟取暴利。

面對這種不正常的情況，需要做兩方面的努力。一方面，政府相關部門需要完善相關法律法規並加強對藥品市場及廣告市場的規範和整頓，嚴厲打擊一些宣傳和銷售假藥品的不法分子，以營造一個健康和諧的藥品環境；另一方面，民眾也需要了解科學規律和相關的藥品知識，認清這些特效藥的實質，拒絕購買這類藥物。

### 一、認清特效藥的實質

特效藥的說法由來已久，最初是人們對於對症用藥能夠迅速起效的一些藥物的稱呼，之後被一些不法商販運用，利用人們普遍希望疾病迅速治癒的意識，適時推出一些虛假的藥品廣告，宣傳他們手中的藥品。久而久之，特效藥大多不再是好藥，而是充斥著一些對人體有害的違禁藥物。

但是，由於普通人相關知識的貧乏和認知水準的局限性，往往在自身或者家人生病後，失去了原有的立場，去購買一些價格昂貴的特效藥治療。

其實，一些所謂的特效藥並沒有什麼特殊的地方，有的很有可能是一些副作用大的違禁藥。比如：曾經藥品市場上出現了一種東南亞生產的抗風濕和痛風的藥品，被稱為是純天然的原料，具有很好的治療效果，是名副其實的特效藥，引發了許多消費者的購買熱潮，許多患者甚至把這類藥物當做自己的救世主，每天都要服用。後來，這種藥品經過藥品檢測部門的檢測後發現，它根本不是所謂的純天然原料，而是含有超大劑量的高效化學合成物，包括礦物成分、激素、止痛劑和一些動植物成分。患者在長期服用後很容易產生依賴性，還會引起藥物的副作用反應。

## 二、特效藥物氾濫的原因

### (一) 常規藥品治療效果不甚理想

現今，許多國家對這類藥品也加大了宣傳和打擊力度，普通民眾也或多或少的接受了一些藥品的基本常識，但是在有些地方，這類藥品還是屢禁不絕，甚至仍然搶占了一部分的醫藥市場，這種情況具有很大的隱患。

那麼，究竟是什麼原因導致了這種不正常的現象？很大一方面是由於常規藥品還有許多不足，需要進一步的發展和完善。許多人就是不滿常規藥品的治療效果才決定鋌而走險，去購買特效藥進行治療的。

### (二) 認為常規藥品的不良反應多

許多常規藥品具有一定的不良反應和副作用，這也是符合藥物性質的。但是，許多患者過度誇大藥物的有害一面而忽視了治療效果。這類人對常規藥品持抵制的態度，在生病之後把希望放在了一些不良反應和副作用不甚明瞭的特效藥上，把不了解和尚未認識不良反應的藥物主觀認定為該類藥物是安全無副作用的好藥，進而錯誤的購買和使用特效藥，摒棄了常規藥品。

### (三) 常規藥品費用過高

一些患者由於自身生活水準較低，缺乏足夠的治療資金，在疾病較為嚴重時，一些常規藥品的價格過高，患者就傾向與放棄常規用藥而寄望於未知性較大的特效藥，抱著僥倖的心理來服用。

### (四) 宣傳和購買途徑難以控制

隨著資訊技術的發展，藥品也可以透過網路購買直接到達患者手中。目前，缺乏相關的經驗和技術進行網路有效的監管。

許多網站利用人們的一些用藥心理盲點，往往會宣傳和銷售一些國外代購的特效藥。值得注意的是，這些藥品的真偽以及是否適合身體特點、用法用量等都沒有得到具體的論證，如果患者盲目購買和使用，很有可能會買到假藥，或者藥不對症或者在用藥劑量上難以掌控以至於不能有效治療疾病甚至產生藥物中毒，對自己的生命安全造成很大的危害。

患者只需要透過諮詢醫生，經過正規管道就可以購買這些藥品，這在基本上方便了廣大患者。

透過了解以上知識，相信讀者已經了解到如何轉變一些心理盲點，認清大多數特效藥的實質，進而能夠正確購藥和用藥，保證自身和家人的身體健康。

## 服用西藥，也要注意「忌口」

許多人都知道，服中藥需要忌口才能保證藥效。其實不光是中藥需要忌口，西藥也需要注意飲食。西藥主要是一些化學合成物，一些食物中含有的化學元素會和藥物發生化學反應，破壞原有的化學結構，很有可能干擾藥物的在肝臟的代謝和腎臟的排泄，影響藥物的吸收。更有甚者，不注意忌口的病人在服用西藥時還會增加不良反應的發生率，威脅患者身體健康。

因此，病人在服用西藥的時候，也要注意一些東西不能吃，以防出現不利於治療的情況發生。下面就介紹一些常見的西藥類藥物在服用時需要注意飲食的情況：

### 一、四環黴素類藥品

這類藥物包括土黴素、四環黴素、金黴素、二甲胺基四環黴素以及強力黴素等，是廣譜的抗生素，具有很強的殺菌功效。由於奶中含有大量的鈣質，同四環黴素接觸後會發生化學反應，生成不溶於水的化合物，影響病人的吸收，所以病人在服用四環黴素類藥物期間不能飲用奶以及相關乳製品，保證藥效。

### 二、紅黴素等藥品

病人在服用這類藥品時要注意不能食用豆製品、乳製品、葵花籽、花生米、核桃仁、薺菜和海帶、鱉、蟹等食物。因為這些食物含有豐富鈣、鐵、磷等元素，都這幾種藥品一起接觸後會相互結合，生成一種難以被人體分解和吸收化合物，極大的降低了藥效。

### 三、補血鐵劑藥品

這類藥物主要用於治療貧血病人，在服藥期間不能食用高脂肪的肉類，同時也需要忌食芝麻醬、花生仁、海帶以及動物肝臟等含鈣、磷元素較多的食物，以免降低藥效，影響治療。

### 四、健胃消食藥

這類藥物對於食欲不振的病人很有效果。這類藥物也被稱為苦味健胃藥，主要是透過藥物的苦味來刺激味蕾，促進口腔內唾液和胃內胃液的分泌，可以達到幫助消化、增強食欲的藥效。在服用這類藥物的時候，不宜吃甜食，否則就會使藥物失去作用，讓治療功虧一簣。

### 五、激素類藥品

這類藥物根據種類不同可以治療多種疾病，但是副作用也很大。在服用這類藥品時，需要忌食動物肝臟、雞蛋等富含維生素 A 的食物，防止激素類藥物失去原有的治療效果。

### 六、紅黴素、多酶錠、維生素 B 等藥品

這類藥品為了保證藥效也需要注意飲食。一些人喜歡用咖啡或者茶代替普通溫開來送服藥物，但是茶葉和咖啡中含有鞣

酸、咖啡因、茶鹼等多種物質，同上述幾類藥物一起接觸時，容易發生化學反應，生成混合物的沉澱而減弱藥效，甚至會使藥效完全消失。因此，患者需要特別注意。

## 七、抗菌消炎類藥物

許多身體發炎都可以用抗生素進行治療，一些病人喜歡用果汁送服藥物，這樣也會有很大的隱患。比如：有病人喜歡用果汁來送服磺胺類的藥物，結果服用過後產生了血尿現象，還伴有疼痛症狀。這是因為果汁中含有大量的果酸，酸性物質會增加尿液中的酸，與這些抗生素會發生反應，產生上述症狀。

## 八、其他西藥忌口注意事項

### (一) 風濕性關節炎和高血壓病人

這類病人在服用西藥時，不能吃一些鹹魚、鹹菜、鹹肉等醃製品，否則會極大降低藥物療效甚至完全失效，加重病情。

### (二) 氣管炎、哮喘、肝炎以及過敏性皮膚炎的患者

患有上述病症的患者在服用西藥時需要特別注意，服藥期間不能食用一些豬頭、羊頭、雞頭、蝦、魚等食品。因為這些食品含有大量的異性蛋白，容易增加這類藥物的過敏反應發生機率，需要嚴格禁食，確保用藥安全。

### (三) 服用西藥期間注意一些戒菸禁酒

研究表明，煙和酒中還有一些破壞或者抑製藥物有效成分的物質。病人如果在服用期間不注意戒菸禁酒，就會嚴重影響藥物的治療效果，甚至會加劇藥物的副作用，誘發嚴重的不

良反應。

不過，儘管病人在服用西藥期間注重適當的忌口對於確保藥品療效是非常有利的，但是不能什麼都不敢吃，以至於影響自身的免疫力和疾病的康復。此外，西藥忌口也需要根據自身的病情和藥物的特性以及疾病史、過敏史等重要資訊，在醫生的詳細指導下用藥和飲食，以確保達到最佳效果，促使疾病盡快康復。

## 停藥須循序漸進，切忌「急剎車」

一般情況下，疾病在趨於穩定或者痊癒後就可以停止服藥了。但是也有一些藥物在治療過程中不能突然停用，甚至身體已經康復後還需要服用一段時間，逐步減少用藥量直至完全停藥，才能達到徹底治療和防止反覆的作用。這類藥物主要有以下幾種：

### 一、激素類藥物

這類藥物服用者一般需要長期服用，他們自身腎上腺皮質激素分泌功能受到抑制，如果突然停藥，就會造成腺體激素分泌嚴重不足，使疾病出現停藥性反跳現象，進而會加重腺體激素缺乏的病情，嚴重者還會發生休克，危及到患者生命。因此，對於需要長期服用腎上腺皮質激素類藥物的患者，在病情穩定後也不能驟然停藥，需要逐步減少藥量，持續一段時間後才停止，這樣循序漸進的停藥才能保證效果，確保病人安全。

## 二、抗生素類藥物

這類藥物的一個療程為一週左右，很多病人在服用二至三天之後覺得病情好轉或者症狀緩解就完全停藥。這種做法也是十分錯誤的，這樣不能完全殺死致病細菌，停藥後殘餘的細菌又會重新繁殖，並且產生更強的抗藥性，導致一些常用的抗生素失效。患者一旦疾病復發就必須使用更高級的抗生素進行治療，極大的損害了患者的身體健康。因此，患者在正確的用法用量下服用抗生素時，千萬不能忌諱抗生素而在不足一個療程的情況下停藥，以免不能把致病細菌全部消滅而導致細菌抗藥性的產生。

## 三、降血糖類藥物

糖尿病患者需要長期服用降血糖的藥物來控制血糖，如果病人在發現血糖變得正常以後就立即停用，就會引起血糖濃度在短時間內急劇上升，造成病情惡化。例如：一些使用胰島素進行治療的患者，在血糖恢復正常後突然停用胰島素，就會誘發酮症酸的中毒症狀，嚴重的話還能引發患者昏迷，甚至生命危險。因此，需要患者格外注意停藥步驟，確保自身安全。

## 四、降血壓類藥物

這類藥物高血壓患者需要長期服用。在用藥期間，如果血壓恢復正常，也不能馬上就停藥，以免血壓在短期內反彈，造成一些高血壓的高危症狀，比如頭暈、頭痛、眩暈、嘔吐、視力模糊等，嚴重者還會誘發腦出血危及生命。

## 五、抗甲狀腺類藥物

一些甲亢病人在治療用藥時，症狀還沒有完全緩解就停止用藥了，這樣會導致甲狀腺素分泌過多，造成甲亢病情在短時間內極度增重，產生甲亢危象，致死率極高，因而需要特別注意。

## 六、抗心律不整類藥物

這類藥物患者也不可以突然停止使用，以免誘發嚴重的心律失常，嚴重者還會發生心房顫動。

## 七、抗癲癇類藥物

如果癲癇病人在服用這些藥後，即使已經有一段時間沒有發作，也不能夠突然停藥，以免增加反覆發作的風險，甚至會加重病情。

## 八、抗精神類藥物

一些監護人由於自身生活和工作影響，在給精神分裂症患者服用時，很有可能沒有按照醫囑而遺忘用藥，殊不知這種突然停藥很容易讓病人病情惡化。如果病人的症狀確實有很大的緩解，其監護人則可以先進行一段時間的正常用藥進行鞏固，再逐漸減少藥量，防止疾病復發。

## 九、抗憂鬱憂鬱類藥物

這些藥物用於治療憂鬱症，並且需要長期服用才能確保療效。患者在用藥過程中不可以輕易停藥，否則極易出現嘔吐、眩暈、噁心、肌肉痛、頭痛等症狀，對患者的身體健康造成傷害。

透過了解以上九類藥物的相關知識，患者如果確實需要停藥也要在醫生的指導下，經過一段時間的逐漸減量直至完全停用，不可以急於求成，盲目停藥，以免造成疾病復發和其他併發症，威脅病人生命安全。

## 服藥須有度，謹防用藥成癮

有一些病人因為自身疾病的原因需要長期服藥，但是長期的服藥很有可能會對這種藥物產生嚴重的依賴性，感覺像吃了毒品一樣，一天不吃就會感覺全身乏力。這種對藥物的過度沉迷是不正常的。其實很多藥物因為含有咖啡因或者類咖啡因的成分，長期服用很容易上癮。這種情況在醫學上稱為藥物成癮。

病人在患上藥物成癮之後，並不要過度煩躁、驚恐，這類情況主要反映在心理方面。一般表現為兩個極端：有些人一旦發現自己對所服用的藥物上癮後就對這種藥物產生恐懼，以至於失去對抗疾病的信心；還有一些人壓根就沒把藥物成癮當回事，依舊是長期服用，完全忽視這種不正常的情況。這兩種極端情況都是錯誤的，患者需要端正心態，科學合理的擺脫用藥成癮。

因此，我們在服藥的時候，首先要把握用量，還要多注意藥物成癮的相關症狀，做到有效預防，即使不小心有了藥物成癮的跡象，也要冷靜對待，正確處理。那麼，如何才能改掉這種有害健康的「癮」呢？我們需要在以下幾個方面注意：

## 一、對自身疾病和身體有足夠的了解

生活中，一些人忙於學習、工作和生活，往往會忽視自己的健康。實際上，身體健康才是基本，我們要想防止自己養成藥物成癮的壞習慣，首先就需要對自己的健康狀況有足夠的了解，並注意正規醫院的檢查結果以及按照醫囑服藥等情況之後再來評估自己身體對抗疾病的實際能力。這樣做，才能在預防和治療疾病時清楚自己必須服用哪些藥，慎重服用哪類藥，禁止服用哪些藥，以便自己有效篩選，遠離無節制用藥，避免藥物成癮。

## 二、改變日常習慣和生活環境

對於長期用藥引起的依賴性，可以調整日常的生活作息方式，改變藥物的位置或者調換成其他營養藥，這樣就能在患者忍不住想要服藥的時候吃一些營養藥，對病人的身體也是很有好處。舉個例子來說明：有一位老人患上了高血壓，需要長期服用降壓藥，由此產生了強烈的依賴症。這位病人總是覺得自己的血壓不正常，經常感到頭暈，在沒有進行血壓測量的情況下服用降壓藥，一吃藥就感覺症狀消失了，由此發展下去，血壓正常之後他還是需要服用降壓藥才能讓自己踏實。只要是一天不吃降壓藥，老人就會覺得自己血壓升高了，既頭暈又感覺全身都不舒服。之後，老人的這種情況引起了家人的重視和擔心，畢竟降壓藥只能用於降血壓，也不能隨便吃啊。家人後來把藥瓶裡的降壓藥換成了顏色和形狀類似的鈣錠，老年人也沒發現，照常吃著「降壓藥」，也沒有感到什麼不適症狀。因此，長期服藥成癮的患者到後來往往疾病已經不需要服藥或者很少服藥，大多數都是由於心理上感到不安。所以，要想讓病人遠離藥物成癮就必須讓病人在心理上也感到安心。

## 三、擺脫對藥物的盲目信任

所有的藥物都是具有兩重性。可見，藥物並不是只有好處沒有壞處的。因此我們要謹記「是藥三分毒」，在用藥的時候必須格外注意。有一些老年人，由於行動不便，常常會待在家裡，久而久之，不是覺得自己這裡不舒服就是那裡不對勁。有些時候只要是閒下來就會想起吃什麼藥來預防可能會患的疾病，這種做法無異於杞人憂天，而且還會造成濫用藥，為以後藥物成癮埋下禍根。因此，建議人們要樹立正確的「預防醫學」觀，充分學習自然健康的方法，進行合理的鍛鍊和健康的飲食，這樣才能分散對疾病的恐懼感，也能減輕對藥物的過度信任和依賴心理，防止藥物成癮。

## 四、其他類藥物

成癮的情況除了長期服用一些含有咖啡因而成癮的病人，其他類型的藥物成癮都是由於「制約學習」的心理作用產生的。這種心理現象是指人們在一定的時間或者環境下，不斷重複著一件事，在經過一段時間的循環之後，就會習慣從事的具體過程。即使在經過一段時間後，再次處在這種環境下，當事人也會產生類似於條件反射的應激性現象，不由自主去做著之前的事情。不是由於藥物造成的成癮現象基本都屬於這種情況，因而讓患者認清在經過一段時間的治療之後，疾病或許已經好了，自己還在服藥純粹是「制約學習」的影響，只是一種精神上的依賴。這樣才能讓患者在了解用藥成癮的基本原理之後預防和擺脫這種不正常的狀況。

## 過敏體質者，用藥禁忌須記明

如果病人屬於過敏體質，那麼就很容易在用藥時出現藥物的過敏反應。其主要表現在以下兩個方面。有一些是由於患者由於一些家族遺傳因素而對一些藥物存在特異性反應，是一種先天遺傳因素，這類過敏情況可以根據家族的過敏史來了解；另外一些過敏情況是由於自身本身對於某種藥物產生過敏反應。這類過敏情況一般都是在患者經過兩次以上使用同一種藥物之後發生，很少有在第一次用藥時就發生過敏現象。

此外，如果病人對於某種藥物過敏，那麼即使是很少的劑量也會產生嚴重的過敏現象。比如：一些青黴素過敏的病人，在皮膚過敏性試驗或者聞到青黴素氣味時就會渾身不適，產生過敏情況。

患者在使用藥物發生過敏之後，會產生皮膚搔癢、皮疹、打噴嚏、哮喘等症狀，嚴重的話還會造成急性喉頭水腫、過敏性休克，甚至導致病人死亡。許多病人由於自身的過敏體質，在一些藥物的使用時，會出現不同程度的藥物過敏症狀，嚴重的話會對病人的生命安全產生極大的隱患，這類過敏體質的人在用藥時需要特別注意。

其實，對於一般的藥物過敏是可以預防的，只要患者注意用藥，並且需要注意以下幾點：

## 一、過敏情況及時告知醫生

過敏體質的患者去醫院就診時，一定要詳細告訴醫生家族過敏史以及自身的一些過敏史，確保醫生把這些相關資料都記錄在自己的病歷資料檔案上。

## 二、規範藥物測試皮膚測試的相關規定

對於一些容易產生過敏的藥物有一定使用規定，要求醫生在給患者使用前嚴格做好皮膚過敏性試驗，醫護人員和患者切不可嫌麻煩而拒絕測試。在進行測試的過程中，患者做好配合，醫護人員要做好藥物過敏反應的應急處理措施。

由於一些測試，患者可能會出現假陰性反應，結果測試的時候沒問題，用藥的時候出現了過敏反應，給醫生和患者都來了個措手不及。所以，患者在做了測試之後即使呈陰性反應，也不能掉以輕心，密切觀察用藥後的反應，稍有狀況，立即停藥就醫。例如：即使是口服的青黴素類藥物，在服用前也需要進行測試，呈陰性反應才能口服，確保安全。

## 三、注意藥物化學性質的改變

有一部分藥物過敏的情況是由於這類藥物的化學性質受到外界物質和患者身體異常的影響而發生了改變，產生了一些新的雜質。有些甚至會把藥物的半抗原分子變成全抗原分子，於是，一些原來對於這類藥品不會過敏的患者也開始過敏了。這類外來物質包括賦形劑和矯味劑等的盲目添加，會造成藥物的

致癌性大大增加。

### 四、避免不必要的藥物使用

有些患者喜歡嘗試一些新藥來治療自己的疾病，然而對於一些新藥的藥物特性和不良反應的了解都不甚全面，還需要進行一段時間的觀察，如果過敏體質的病人服用的話，極易發生情況不明的過敏反應。病人確實需要使用新藥進行治療時，也需要在專業醫生的指導下再服用，切不可自行購藥造成危險。除此之外，一些常見的非處方藥和中藥，具有過敏體質的病人也需要在醫生指導下謹慎選擇，這樣才能避免不必要的藥物使用，防止藥物過敏的發生。

### 五、了解藥物的應用途徑對過敏情況的影響

過敏體質的患者需要注意，不同的給藥方式，所造成的過敏反應程度也是不一樣的：如果患者透過口服藥物的話，那麼產生過敏症狀就會比較慢，也比較輕；如果患者透過靜脈注射或者肌肉注射來服藥，那麼一旦發生過敏反應，產生症狀就會比較快，也比較嚴重。鑒於這一點，有過敏體質的病人，在服藥時應當優先考慮口服。

## 潤喉錠也是藥，切莫隨便吃

許多人在嗓子不舒服之後都會想到使用潤喉錠來緩解症狀，甚至把潤喉錠當做薄荷糖來清新口氣。殊不知，潤喉錠可不是糖果，是正正經經的消炎潤喉藥物，對於一些咽喉炎、扁

桃腺發炎和口腔潰瘍等疾病具有很好的治療作用，在臨床上能夠達到殺菌消炎、咽喉止痛、怯腐利咽的作用。

潤喉錠屬於常見的藥物，以至於存在著許多錯誤使用的情況，所以應該正確認識和服用潤喉錠也是非常重要的。

## 一、潤喉錠的分類

### (一) 中藥類潤喉錠

中藥類的潤喉錠主要是透過一些中藥成分來刺激咽喉部黏膜的分泌，以達到「生津止渴」的作用。以中藥為主的潤喉藥品這些藥物的主要成分都是以中藥為主，服用之後具有降火解毒、消炎清咽、消腫利喉的功效。

中藥類的潤喉錠也不是可以隨意服用的。比如西瓜霜潤喉錠的主要成分是冰片、西瓜霜、薄荷腦等中藥，在一方面能夠生津消炎、消腫潤喉，對一些聲音沙啞且咽部腫痛、乾燥的患者療效較好；另一方面，由於西瓜霜、冰片等都是孕婦慎服或者禁服的成分，因而需要格外注意。

西瓜霜成分相同的中藥類潤喉錠，這些藥物的也不是隨便什麼人就能用的，需要患者加以注意。

### (二) 西藥類潤喉錠

西藥類潤喉錠主要是消炎殺菌的藥效，這些成分雖然活性大、殺菌能力強，但是對口腔黏膜具有很大的刺激性，不適合長期服用。尤其是有碘過敏史的患者、甲狀腺疾病患者、孕婦以及哺乳期的婦女都應該避免服用這類潤喉錠。

西藥類的潤喉藥物主要成分為碘分子，具有很強的抗感染和殺菌作用，能夠透過口含消炎的方式直達發炎感染部位，殺死各種致病細菌、芽孢、真菌和病毒，能夠有效治療一般的咽喉疾病。但是這種看似優異的藥物也有很大的副作用：一方面，含碘刺激性大且一些患者容易對碘產生過敏而出現臉色蒼白、全身濕冷、皮膚丘疹、口唇青紫等嚴重的不良反應。而且孕婦以及哺乳期的婦女服用華素錠之後，能夠被胎兒或嬰兒吸收，影響生長發育；另一方面，與一些藥物同服，還會產生嚴重的藥物反應。

(三) 二者對比

由於兩種潤喉錠的成分和藥物的作用機理都是不同的，因而患上咽喉發炎之後也不要隨意選用。臨床試驗表明，中藥類的潤喉藥不適合用於治療一些病毒類的咽喉炎，如果使用可能會加重病情，引起一些咳嗽、流鼻涕等併發症。

西藥類潤喉錠不宜長期使用，否則容易造成口腔內菌群失調，引起口腔潰瘍，而且一些特殊人群和碘過敏患者不適合使用西藥類潤喉錠。

此外，含有冰片的潤喉錠具有通便、清熱的效果，脾胃虛寒的患者服用之後容易產生腹瀉。

## 二、濫用潤喉錠的危害

由於日常生活中，許多人都把潤喉錠當糖吃，經常隨意服用，這樣可以引起很大的危害。當一些咽喉沒有明顯發炎的人過多服用咽喉錠，會造成口腔或咽喉內的正常菌群生長緩慢，口腔的內在環境也被打亂，容易造成菌群失調，一些細菌反而會趁虛而入，影響人體健康。

因此，普通人沒有咽喉發炎就不要隨意含服咽喉錠，如果確需服用，也要仔細閱讀藥品使用說明書，在了解相關的適應症和禁忌事項等情況之後再決定是否服用，以免產生不必要的麻煩和危險。

### 三、潤喉錠的服用注意事項

選擇好了潤喉錠還得做到正確含服。大多數人都喜歡把潤喉錠放在貼近咽喉的舌根和咽喉入口，讓藥物直接作用於咽喉。雖說這樣可以促進藥物的吸收，讓藥物直接作用感染部位，但是由於咽喉在受到異物刺激的時候會產生吞嚥反射，老人和小孩尤其容易被咽喉錠嗆到。此外，不能將咽喉錠長時間放置在同一地方，只有經常換地方才能讓咽喉錠的有效成分充分刺激口腔黏膜，進而在唾液的作用下直達患處，達到消炎止痛、生津消腫的療效。

## 家常解熱止痛藥，合理使用莫濫用

許多家庭喜歡在家中儲存一些止痛藥，認為這類藥物效果好，平常可以用於止痛消炎和抗風濕，適合作為家中常備藥。

其實這類藥品的不良反應和副作用比較嚴重，患者切記不可濫用。這類藥品在普通的藥局就能夠買到，極有可能因用藥不當而造成危險。下面我們就來了解一些解熱止痛藥的相關知識和用藥注意事項，讓廣大患者做到安全用藥。

## 一、解熱止痛藥的一般性特點

目前醫藥市場中，複方阿司匹林錠和止痛錠是最常見的解熱止痛藥。它們主要是由胺基比林、苯巴比妥、乙醯水楊酸和非那西丁等成分組成的，其中這些成分都有不同的不良反應和副作用，需要患者了解和注意。比如：主要成分為非那西丁的藥物具有很強的腎毒性，還可以引發溶血性貧血。患者常用的必理通和泰諾含有乙醯氨基酚，服用後容易引起腹痛、粒細胞缺乏、噁心嘔吐、血小板減少等不良反應。

所以，解熱止痛藥需要謹慎服用，才能避免意外發生。

## 二、不合理使用解熱止痛藥的表現和後果

### (一) 盲目用於治療身體病痛

這屬於典型的片面看病症進行錯誤的治療方法，導致藥不對症。患者應該了解，解熱止痛藥對神經痛和肌肉痛的治療有一定的效果，能夠快速起效，但是一些人由於不了解藥物的特性而盲目的根據自己疾病的一個症狀就使用這類藥。比如：平時有一些肚子疼和胃痛的病人也自作主張的去買這類藥物治療，結果導致肚子越治越疼，甚至胃病還有轉向嚴重的趨勢，甚至會誘發胃出血和十二指腸潰瘍穿孔。

### (二) 濫用藥後的不良反應和副作用反應

根據常年的臨床研究，已經證實濫用解熱止痛藥會對人體造成極大的損傷。過多服用這類藥物會引起一些腎臟性疾病，嚴重者還會造成腎功能衰竭，威脅患者生命健康。比如胺基比

林和非那西丁可能會引起腎髓質壞死、間質性腎炎、腎盂癌等病症。這類病症在長期使用解熱止痛藥且伴有頭痛的病人中最常見，因而需要特別注意，及早預防和治療。

此外，長期或過量服用安乃近、胺基比林、非那西丁、保泰松等時，很有可能由於這些藥物的成分抑制了骨髓的功能而發生粒細胞減少的病症。其中，保泰松還可以對患者的肝臟造成嚴重的損害。

**（三）濫用解熱止痛藥造成藥物成癮**

許多患者在長期大劑量使用解熱止痛藥後，在生理和心理上都會產生嚴重的依賴性，最終造成藥物成癮，每天都需要服上一些藥物，否則會感到渾身不適。這是因為許多解熱止痛藥有安定鎮靜的作用，含有一些導致藥物成癮的成分。

藥物成癮的危害是十分大的，一方面增加了患者身體的抗藥性，以至於需要不斷加大劑量才能保持原來的使用效果；另一方面，長期大量使用增加了藥物不良反應的可能性，最終會威脅患者的生命健康。

**（四）不規範的用藥**

許多人一旦感覺身體的一些地方感到疼痛就隨便服用止痛藥，殊不知身體的疼痛大多數只是某些疾病的一種症狀，止痛藥的使用只能治標而不能治本，而且，還容易掩蓋真正的疾病，延誤了這種疾病的最佳治療時期，很有可能對患者身體健康造成不可挽回的影響。

另外，患者也需要正確認識身體發熱症狀的原理。一般來說，人體發熱是身體內部的一種防禦反應，能夠殺死許多進入人體的細菌和病毒。如果患者並沒有發高燒，則完全不用服用退熱的藥物，以免對患者的身體產生影響。

許多人都受到這類藥物的影響而對自身的健康產生了一定的危害，為了保證患者的健康，家中最好不要儲備解熱止痛藥，需要服用時，可以在醫生的指導下用藥。

## 藥物作用兩重性，莫要忽視善利用

醫學研究表明，藥物的作用都是一分為二的，用藥之後既可產生防治疾病的有益作用。亦會產生與防治疾病無關、甚至對身體有副作用的作用，前者稱為治療作用，後者則稱為不良反應。

實際上，每種藥物在服用之後，對身體發揮治療作用的途徑和藥理機制都是非常複雜的，有些藥品可以改變體內的物質新陳代謝過程和速度；有的則能補充體內缺乏的一些微量元素；還有一些能夠減少人體一些物質的生成和排泄，進而增強或者抑制身體的某些功能……上面這些都展現了藥物的作用和兩重性。

有一些藥物對身體僅僅產生一種作用，也有的能夠產生兩種甚至多種作用，還有多種藥物共同產生同一種作用。在這些作用中，如果藥物對身體的影響和致病的因素一致，則很有可能會加重疾病；如果藥物作用對身體的影響與致病因素毫不相關，則很有可能會引發新的致病因素，導致病人患上一些新的病症。

患者在服藥的時候，有一些藥物往往只有一種或幾種成分能夠達到治療疾病的作用，其他成分對身體的作用很有可能與致病因素無關，以至於產生不利的影響，需要患者加以注意。比如：有些人經常會在胃腸痙攣，疼痛難忍時服用散瞳劑。這種藥品具有解痙的作用，服用之後可以取得很好的止痛效果，但是這類藥物中的一些成分又能夠引起心跳加速，進而出現顏面潮紅、心慌，也能讓人唾液分泌減少而口乾舌燥，還會導致膀胱的平滑肌收縮無力而排尿困難，如果患者服用過量，很有可能由於腸蠕動減慢而出現便祕的症狀，嚴重者還會誘發不完全性腸梗堵。

因此，有一些情況下，患者為了治療一種疾病，在服用藥物之後很有可能引發出一系列的症狀，對身體產生更大的危害。

不過，藥物都具有兩重性，在生病後用藥治療時，在獲得療效的同時也要承受藥物的不良反應和副作用。只有治療效果而沒有任何副作用的藥物在一定意義上是不存在的，我們在選擇藥物時，盡量選擇治療效果顯著而副作用相對較輕較少的藥物。下面就藥物的兩重性做詳細的說明。

## 一、藥物的治療作用

這種作用對於患者疾病的治療是有利的，可以分為對因治療作用和對症治療作用。前者在於治本，後者僅僅是治標。比如使用抗生素類藥、抗寄生蟲類藥來殺滅人體內的細菌和寄生蟲以及使用一些維生素、胺基酸治療身體的一些代謝性疾病都屬於對因治療；採用止咳藥來減輕咳嗽、利尿藥促進排尿、解熱止痛藥解熱止痛都屬於對症治療。

需要注意的是，對症治療僅僅是治療疾病產生的病症，而不能從根本上消除病因，不過在患者休克、窒息、心力衰竭等情況出現時，這類暫時性治療，能夠有效的保證患者的生命安全。通常情況下，治療疾病需要採取對因、對症結合的方法，根據患者疾病的輕重緩急來用藥，這樣才能夠降低死亡率，保證患者的生命安全。

### 二、藥物的不良反應和副作用

幾乎所有藥物都或多或少的有一些不良反應和副作用，包括過敏反應等。可以說，藥物在治療過程中，對身體產生一些與治療目的無關的影響，都屬於以上範疇，這是藥物的固有屬性，並不能完全避免。患者如果對於某類藥物過敏，往往會出現皮疹、發熱、哮喘、休克等症狀，危害人體健康。此外，一些中藥、營養性添加劑也不能隨意服用，如果患者短期內服用過多或者長期服用，也很有可能產生不利影響。

透過了解藥物的雙重性，患者在用藥時不但要考慮藥物的治療效果，而且還需要注意不利影響，切莫濫用藥物，保證用藥安全。

## 服藥方法要恰當，切莫忽視用藥科學性

患者在生病後，一般情況下就需要透過醫生的診斷後服藥，這樣能夠根據病人的病情、身體狀況以及藥物的過敏史等情況合理用藥。病人在服藥過程中還要注意適當的時間和正確

的用法用量同時留心藥品的相互作用、禁忌等。這樣才能真正做到用藥安全。

同時，要想做到用藥的科學合理，還需要具體明確以下幾點：

## 一、了解一定的藥品知識

作為一名普通患者，為了確保自身的用藥安全，需要主動去了解一些藥品知識。首先，要有科學的醫療保健習慣；其次，養成科學的用藥習慣；最後要學習一些藥品和保健品的相關知識，在生病後合理選擇用藥。

## 二、正確選擇和使用藥品

### (一) 明確自身病症再購藥

由於處方藥必須是經過醫生診斷後開出的處方箋才能購藥，因此較少出現問題。非處方藥雖然可以隨便購買，但是也會有一定的副作用。因而患者在購買非處方藥的時候，也不能掉以輕心，要先明確自己的病症，之後才能根據疾病類型對症下藥。例如：許多人會有胃痛的症狀，胃痛的原因有很多，很有可能是腸胃炎、胃病或者消化不良，不同原因的胃痛，在服藥方式上也有很大的區別。如果患者自身不了解是哪一種病症，應該在醫生的診斷後再決定採用哪種藥物治療。

### (二) 注意藥品資訊，確保安全

患者在藥局購買藥品時需要注意詳細閱讀藥盒上的藥品、適應症、禁忌、不良反應和用法用量等重要資訊，結合自己的病況、身體情況、過敏史等情況來了解這些藥物是否符合自己，同時要看清藥局是否正規，防止買到假冒偽劣藥品。此外，有一些患者看到藥品說明書之後，發現服用這種藥品有可能產生一些不良反應，就放棄購買和使用這種藥品。其實，大可不必這樣，「是藥三分毒」，大多數藥品都有或多或少的不良反應，拒絕服藥，疾病不光不會好而且還會惡化。如果病人在服藥後發生了不良反應，則應該立即就醫，避免危險。

### (三) 明確藥物的用法用量

藥品說明書上標有明確的用法用量的，患者需要嚴格按照說明書上的用法和用量，不可以自行更改；藥品說明書上未標明具體用法用量的，需要在專業醫師的指導下用藥。

如果未按照上述方法服藥，很有可能由於自身掌控不當而造成服藥過多或過少。服用過多有可能會出現藥物中毒或者副作用反應，反之則無法發揮藥品的療效。

此外，患者在購藥時一定要注意檢查藥品包裝是否有汙染、破損的情況，在購藥後保留藥品的憑證，同時記住購藥地址以便出現問題及時諮詢。

## 三、特殊人群用藥注意事項

### (一) 兒童用藥

兒童身體各方面還處於生長發育的階段，身體的各項器官功能還沒有達到成年人的水準，因此在用藥後更容易出現不良反應，兒童在用藥時需要注意以下幾點：

**1. 正確計算用藥量**

目前藥品市場中，專用的兒童藥不超過百分之十，因而大多數藥品都只有一個折算量或者估計量，這對兒童用藥安全產生了極大的隱患。因此，兒童用藥一定要經過醫生的指導，慎重用藥。

**2. 不能服用成人藥**

許多家長為了方便、省錢，在孩子生病後經常把自己用的藥給孩子服用。殊不知，許多成人藥對於兒童是禁用的，不適合十六歲以下的兒童使用。此外，處方藥中的喹諾酮類藥物對於兒童有嚴重的副作用，兒童應該禁用。

**3. 不能過度依賴藥物**

兒童由於免疫功能發育不全，容易感冒發燒。許多家長治病心切，往往會輕易給小孩使用解熱退燒藥，這種做法是十分錯誤的。臨床研究表明，兒童在體溫不超過三十八度時，可以多餵些白開水緩解症狀。如果溫度再高些，可以採用酒精擦拭、冰袋冷敷等物理降溫的方式，並且需要及時就醫。

**(二) 老年人用藥**

老年人隨著年齡的成長，許多生理功能都在減弱，身體的免疫力也降低，極容易生病也會影響藥物的吸收、代謝和排泄，因此需要特別注意。

此外，老年人一般患有多種慢性病，需要長期服用大量的藥物。值得注意的是，老年人的胃腸黏膜萎縮，對藥物的吸收面積減少進而增加了腸道的血流量，容易造成血藥溶度過高，誘發藥物中毒。因此需要服用多種藥物時，首先要避免同服相互反應的藥物；其次盡量分清主次，先服用主要藥物；最後要在醫生的指導下調整用藥劑量，確保用藥安全。

(三) 妊娠期婦女用藥

這個階段的婦女由於生理的敏感性，會出現一些嘔吐、噁心、食欲不振等妊娠反應，這個時候盡量不要吃藥，防止藥物對胎兒產生危害。科學研究表明，婦女妊娠的前三個月屬於胚胎期，在這個階段使用藥物極有可能引起胎兒畸形。在這種情況下，胎兒出生後會發生先天性心臟病、兔唇等嚴重症狀。

不過值得提醒的是，在懷孕期間，如果患上一些病症或者身體出現嚴重的妊娠反應，則需要及時就醫診斷以免延誤病情。

## 四、不能濫用藥品

任何藥物都具有兩重性，既有能夠治癒疾病的好處，也有不良反應和副作用的壞處。因此我們要合理用藥、辨證用藥，千萬不可以濫用藥物，尤其是一些安定類藥物、解熱止痛藥、激素類藥物以及抗生素類藥物等。比如由於現在工作壓力大，許多人都會有失眠的症狀，需要服用安定類的藥物。如果長期服用這類藥物，很有可能出現耐受性和依賴性，治療效果越來越差卻對藥品上癮，會延誤病情和產生新的心理壓力。

不過，由於人們認知水準的限制，不可能完全做到科學用藥，因而平時我們需要累積一些藥品知識和用藥常識，留意自己的身體狀況並且定期去醫院做常規檢查，防患於未然。同時，在生病就診時，要詳細向醫生說明過往病史和藥物過敏史，方便醫生診斷和用藥。

# 第二章　家庭購藥、儲藥宜與忌

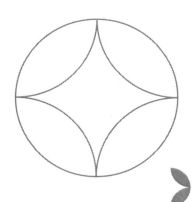

# 自行購藥前，必須明確病症

隨著醫療制度的不斷改革，醫藥市場繁榮趨勢，各種規模的藥局充斥著大街小巷，琳瑯滿目的藥品擺滿了各大藥局。面對這種變化，既給人民群眾帶來了方便，人們可以自行購買許多藥品，又因為對自己病症的了解不足，往往買到的藥品不能很好的治療自身的疾病。

因此，我們在面對這種變化時，一定要端正購藥心態，在了解自身病情的前提下再去藥局有針對性的進行購藥。要想購買到價格合理、治療效果好、藥物的副作用小的理想藥物，需要堅持以下三個原則：

## 一、購藥三原則

### (一) 買性價比較高的便宜藥

許多人在買藥時，既想買有效的藥，又不想多花冤枉錢，因而如何選擇性價比高的藥品呢？首先需要對自己的疾病有一個詳細的了解，進而確定治療疾病的有效成分，然後再到藥局進行一番尋找，找到那些構成成分、作用機理、適應症基本相同的藥品，進而選擇一種價格相對低又能治療疾病的藥品。

### (二) 選擇療效好、副作用小的藥品

如今藥品的種類繁多，治療同一種病症的藥品也是多種多樣。不同種類的藥物在藥物療效、副作用以及不良反應發生率上都有很大區別。因此，在選擇藥物治療時，一定要仔細對比藥品說明書上的內容，看清藥物的有效成分、注意事項和禁

忌，進而權衡哪種藥物更好。如果自己不甚熟悉，可以對同一種類的藥物進行對比，進而買到「好藥」。

### (三) 在醫生的指導下服藥

買到理想中的好藥自然需要在購藥前就經過了專業醫生的診斷和用藥指導。這樣患者在自行購藥時，才能有目標的買藥，防止買錯藥而延誤病情。

## 二、自行購藥的注意要點

### (一) 買藥前了解自身病情

由於藥物的一些副作用和不良反應以及有些疾病不能耽誤，所以在買藥的時候一定要慎重。許多患者在買藥的時候不是憑著自己的感覺就是盲目輕信廣告，因而往往會出現一些不良反應或者是藥不對症的情況，最終延誤病情。比如患者產生頭痛、發熱等症狀，其病因可能是多種的。一些止痛解熱的藥只能治療由感冒引起的頭痛、發熱症狀，但是一些急性感染性疾病的發病早期也會出現這種症狀，如果還是用止痛解熱的要進行治療，就會達不到治療效果，延誤病情。因而，患者盲目去買藥是十分錯誤的做法，在購藥之前，最好是充分了解自身病情，先到醫院去看病，再自己去藥局買藥，以確保身體安全。

### (二) 選擇合法的藥局

如今各種小診所、藥局出現在各個角落，由於地點隱蔽，監管起來也有一定的難度，因而難免會有一些漏網之魚在繼續經營。面對這種情況，患者在購藥之前必須看清藥局內是否有懸掛合法執照，而且大多數合法的藥局都有的執業藥師或者助理藥劑師，以確保用藥安全。

**(三) 購買之前最好確定**

藥局的經營者可能會為了自己的經營利潤而給患者選擇一些療效相同，但是價格高的藥品。因而，患者在購藥之前最好是根據自身病症事先確定好需要購買的藥品名稱，防止花冤枉錢。如果沒有確定好購買哪種藥物，也可以向藥劑師說明購藥目的。此外，盡量避免與不懂藥學知識的促銷人員溝通，防止受到誤導而做出錯誤的購藥選擇。

**(四) 購藥前仔細閱讀說明書**

藥品說明書涵蓋了該種藥品的許多基本資訊，如藥品名稱、適用類型、藥物成分、用法用量、禁忌等內容。為了確保萬無一失，患者一定要仔細閱讀藥品說明書，查看是否對症，有不明白的地方要及時向藥劑師諮詢，而且要注意藥品的生產日期、有效期等內容，防止買錯藥、買壞藥。

總之，病人自行購藥一定要特別注意，需要明確自己的病症再進行購買，如果在服藥過程中出現不良反應，應該停止服用，立即就醫。

## 購藥時，學會四看

隨著醫藥市場的發展，現在許多病人如果患的是一些普通的病症，往往會選擇自行購藥的方式。這樣既省卻了去醫院的麻煩，又減少了看病的成本，可謂是非常實惠。不過，患者在購藥時一定要注意，藥品雖然在市場上流通，已經成為了一種常見的商品，但是鑒於藥品的特殊性，還是需要十分注意，謹防買到假冒偽劣的藥品，延誤甚至會加重病情。

為了避免看走眼，買到假藥，患者在購藥時一定要做到「四看」：

## 一、看藥品許可證

藥品許可證是經過政府相關單位批准後，註冊的專有編號。不管是處方藥，還是非處方藥，都擁有這個許可證。藥品生產企業必須在獲得藥品許可證才能生產。

## 二、看藥品的有效期限

藥品也同其他一些商品一樣，都有一定的保存期限，超過有效使用日期的藥品，藥品的特性發生了改變。大部分這類藥品的有效成分都大大降低，藥物經過一定的自然分解、揮發大大降低了藥品的療效。有些藥品在過了有效期之後甚至會分解出一些有害的成分，如果在這時候還使用，往往會對人體的一些器官造成未知的損害，極大的影響了患者的身體健康，甚至是生命危險。因此，患者在購藥的時候一定要仔細查看藥品的生產日期和有效使用日期，堅決拒絕購買和使用那些即將過期和即將過期的藥品、有更改日期痕跡的藥品以及未標明生產日期的藥品。

## 三、看藥品的適應症

很多病人在生病後，並沒有去醫院檢查或者諮詢醫生，而是根據自己的一些病症自行去藥局購買藥品治療。患者在面對琳琅滿目的藥品時，往往會手足無措，不知道自己該購買哪一種藥進行治療。這個時候，許多患者就有許多錯誤的購藥觀念：有些人看包裝，認為包裝越精美，效果就越神奇；有些人看重價格，認為便宜沒好貨。其實，藥品療效再好，也要對症才能有用武之地。所以，要想疾病早日康復，找對合適的藥品才是關鍵。首先，要看清購買藥品的適用症和功能主治，然後對照自己的症狀進行靈活選擇。在購買處方藥的時候，患者需要根據醫生開出的處方箋，並且經過藥局具有藥師職稱的工作人員進行審核後才能購買。

### 四、看藥品的包裝

病人在藥局購買藥品時，還需要看藥盒的包裝，一般情況下，正規藥品的包裝盒上都標明了藥品的名稱、生產廠商、藥品許可證有效使用日期等基本內容，讓購買者一看藥盒就能判斷是否需要。患者在購藥時，一定要檢查藥品的容器和包裝材料是否完整、清潔、規範，看清藥盒外的說明與藥品說明書的資訊是否一致。如果遇到包裝有明顯更換痕跡或者藥品資訊說明內外不一致的藥品，患者千萬不要貪圖便宜去購買。

## 假藥品廣告，慧眼善識別

隨著市場經濟的發展，醫藥市場出現了繁榮，一些問題也就凸顯出來。其中假藥品廣告氾濫這一問題需要引起社會各界的注意。

這些虛假的藥品廣告很容易誤導廣大消費者的購藥。患者在聽信廣告，購買這些藥品之後，不但達不到治療疾病的效果，而且還很有可能會造成疾病惡化和出現一些新的症狀，極大的損害了患者的身體健康。

儘管政府相關部門都對假藥品廣告的查處和打擊力度，也取得了一定的成績，但是假藥仍偷偷存在，使人防不勝防。這其中主要是由於少數人缺乏一定的醫藥保健知識，往往是在生病後再匆忙就醫問藥，而不是預防疾病。許多藥品的生產廠商也是利用這些人的弱點來進行欺騙式的宣傳。令人擔憂的是，有很大一部分居民還不認同一些沒有誇大功能和藥效的藥品，偏要去購買假藥品廣告上宣傳的「靈丹妙藥」。

患者需要留意合法資訊，才能練成一雙「火眼金睛」，及時發現假藥品廣告，防止自身上當受騙。如果發現有一些藥品生產廠商發布的藥品宣傳廣告有誇大、造假的嫌疑，要及時向有關部門反映，防止其他人也受到這類藥品的傷害，這樣才能構建一個和諧的醫藥廣告環境，讓假藥廣告無處藏身。

## 家庭儲藥，須注意的事項

許多人在家中都習慣準備上小藥箱，放上一些常見的藥物以備不時之需。有了家庭小藥箱，平時家人有一些小傷小病就不用跑去醫院了。

家庭儲藥，既沒有相關醫生的指導，也沒有相關規定的限制，全靠個人把握。有許多家庭在儲備藥品時，往往由於存放不當或者時間過長，有相當部分的藥品都已經變質或者過期了也沒有留意，這樣就會出現誤食變質藥、過期藥的危險。因此，家庭儲藥不可隨意擺放，需要注意以下幾點：

## 一、藥品包裝易分辨

藥品如果有包裝的，盡量用原包裝，並且保留原包裝標籤的清晰和完整，以便於識別，在服用時也能把握好用法與用量。如果是一些醫生開的散裝藥品，也最好選用褐色的瓶子洗乾淨，等待乾燥後再放入，在瓶身上貼上一張標有該藥品名稱、用法以及注意事項等資訊的備忘錄，以免混淆。

## 二、列出家庭藥品的明細表

如果家庭藥品的種類較多，極易混淆，可以根據藥品類型列出一張詳細清單。在清單上，主要把這些藥分為內服藥和外用藥兩種，先寫出每種藥品的名稱，然後在每種藥品後面標上用途、用法用量、注意事項、有效使用日期等資訊。這張表做好後，可以貼在家庭藥箱上，以便於患者及時查閱，這樣不但方便了患者，而且還能做到安全用藥。

## 三、藥品的避光保存

不管需要存放的藥品屬於中藥還是西藥，都需要注意避免陽光直射。尤其是西藥大多是一些化學製劑，在陽光直射後會受到紫外線的影響而加速變質。維生素、抗生素類的藥品在遇到陽光長期直射後會導致顏色變深，不光降低了藥效，甚至還會產生有害的物質來危害人的身體健康。比如在一些藥房裡，經常會看到一些褐色或者藍色的磨石瓶，它們都是保存那些遇光容易變質的藥品。

## 四、藥品的防潮

許多藥品極易在受潮後變質，不適合保存在紙袋和紙盒中。這些藥品應當注意保持存放容器和周圍環境的乾燥度，一般需要放在玻璃瓶中蓋緊存放，必要時可以用蠟封上。這類藥品主要有遇潮容易改變藥品特性的複方甘草錠、酵母錠、含碘咽喉錠、維生素 B 錠、顛茄錠、以及其他一些糖衣與膠囊類藥物。

## 五、藥品的密封

一些藥品經常接觸空氣後會與空氣中的氧氣、二氧化碳等成分發生反應，引起藥物 提早變質。因此，不管是內服藥還是外用藥，在使用後都要注意把瓶蓋蓋緊，防止藥物變質失效。

## 六、保持存放地點的陰涼

據科學研究表明，大多數藥物發生化學反應的速度隨著溫度的升高而加快，為了保證藥品的有效使用日期，一定要注意低溫保存。比如常見的醫用酒精、碘酒等容易揮發的藥品必須防止溫度過高。此外，一些特別藥品也需要進行低溫或冷藏保存。

## 七、定期檢查

家庭藥箱需要定期進行檢查清理，時間一般為三個月到半年一次。在檢查的時候，一定要逐一比對藥品的生產日期和有效期，看是否過期，選出過期的藥品，並且標明快過期的藥品種類。同時，需要透過觀、聞、嘗等方法仔細鑒別其他藥品是否變質，一旦發現膠囊藥有黏連、開裂，丸藥有黴變和蟲蛀，糖漿和錠劑有黴變、渾濁、變色以及藥錠有變色、潮解、斑點等情況時，一定要及時清理和更新，避免誤用。

### 八、藥物分開存放

由於家庭儲藥種類較多較雜，存放要求不一，因而在存放時，一定要分開存放。內服藥和外用藥一定要用醒目字體注明，避免錯服。此外，成年人與小孩的用藥最好分開存放，存放地點要安全可靠，防止小孩和有精神疾病的人拿到。特別注意的是，一些劇毒殺蟲藥、消毒藥，不能和家庭儲備的藥品混放在一起，以免發生意外。

## 家庭儲藥，方法要得當

許多家庭都會備有家庭藥箱，以備不時之需。這種做法雖然基本上方便了家人，對於一些常見的疾病也能做到迅速處理，但是大多數家庭都不懂一些儲藥的基本常識，容易造成藥品未過有效期就變質失效的情況，如果誤食很有可能出現危險。

此外，還有一些人喜歡把平時用剩的藥品也留在家中，不捨得丟棄，以防萬一。家庭儲藥主要用於一些常見病、慢性病的治療，由於種類較多較雜，不能籠統的存放在一起，要透過科學的方法合理的儲藏不同種類的藥品，防止藥品變質浪費。

那麼，人們需要了解一些保管藥品的相關知識，了解這些藥品的存放要求，這樣才合理保存藥品，保證藥物療效。平時要經常整理家庭藥箱，嚴格按照以下四大儲藥原則：

## 一、保留藥品標籤

購進藥物時，不管是瓶裝還是袋裝、盒裝，最好選擇有標籤的原裝藥品。如果買的是散裝藥，就需要裝在棕色的乾淨藥瓶中，並且把標明藥品名稱、適應症、有效期以及禁忌事項、用法、用量等藥品資訊的標籤貼在瓶身，對於一些外用藥品最好使用醒目的紅色字體書寫，以便下次使用時辨認。

## 二、看清藥品有效期

藥品一旦過期，其有效成分含量大大減少，而且還會生成一些新的物質，如果誤食這些過期的藥物，不但達不到正常的治療效果，反而會因為這些過期藥物而導致藥物中毒和不良反應，危害人體健康。因此，最好定期清查家庭儲存的藥物，一旦發現藥品已經過期或者即將過期的，要及時清理和標明，以免誤用。

## 三、清理藥品不能手軟

人們在清理藥品時，有可能會因為一些藥只是標籤不全或者過了有效期才幾天等情況而不捨得丟棄，想要留下來「發揮餘熱」。這種做法是極其錯誤的，為了保證自身和家人身體健康，對於那些淘汰藥品、黴變藥品、變質藥品、標籤不全的藥品以及假冒偽劣藥品等，都需要果斷清理，並及時更新。

## 四、藥品存放要分類

一般藥品都需要放在乾燥、避光的陰涼處，避免放置在高溫、潮濕和陽光直射的地方；內服藥和外用藥不能放在一起，以免混淆使用；許多中藥類的原材料不適宜放在冰箱中，以免藥材受潮黴變。

此外，對於一些需要特殊保存的藥品，需要根據它們的保存要求分別存放；殺蟲劑、殺菌消毒藥不能和普通藥品放置在一起，以免汙染藥品。下面介紹一些需要特殊保存的藥品，以供讀者參考：

### (一) 怕熱藥品的保存

許多藥品需要較低的溫度來保存，但也不是溫度越低越好，而是需要根據藥品不同的要求來存放。比如藥品說明上標明「存放陰涼處」，則應當保存在低於二十度的環境中就可；如果標明「冷藏」，則需要保留在二度至十度的環境中，這類藥物在家庭中一般儲存在冰箱的冷藏室。此外，需要注意的是，如果藥品在冷藏前只要已經暴露在高溫的環境下，哪怕只是很短的一段時間，藥品的藥效就已經有了很大程度的降低，因而這類藥物需要保證恆定的低溫。這類藥物主要有：

1. 抹劑：主要有碘酒、酒精等，這些藥品需要密封放入冰箱保存，防止藥物揮發和氧化汙染周圍物品。
2. 針劑：未用完的注射液，比如糖尿病患者常用的胰島素等，需要冷藏保存，但是不能在冰點以下，否則冷凍後的胰島素藥效大大降低。

3. 液體外用藥品：一些洗劑、眼藥水等外用藥品，在夏季最好放入冰箱保存，延長藥品的使用日期。

**(二) 怕冷藥品的保存**

大部分怕冷的藥品在南方的話，室溫存放就可以，如果是在北方或者室溫低於零度時，一定要注意更換儲存地點，防止藥物失效。這類藥物主要有：

1. 乳膏劑：一些外用的乳膏劑遇到溫度過低時就會產生分層現象，影響藥物的藥效。如一些未過期的眼藥膏，在冬天會擠出粗糙的顆粒狀物質，很有可能就是因為遇冷變質造成的，這時候就不能再使用。
2. 液體製劑：主要包括抗過敏糖漿、解熱止痛藥水、止咳糖漿等，這些藥物不適宜放在冰箱內，只需要放置在室溫環境中就可以。
3. 噴霧劑、氣霧劑：包括藥粉等，這類藥品在溫度過低時會導致藥罐內外壓差變小，出現噴藥不均勻的情況。

**(三) 怕潮藥品的保存**

這類藥品容易吸收空氣中的水分，導致藥物潮解變質，因此需要密封存放在乾燥通風的地方，如果是在空氣濕度較大的南方則更應該裝入密封罐來避免藥品遇到水分。這類藥品主要有：

1. 易吸潮的藥錠：這類藥品主要有酵母錠、複方甘草錠、維生素 B1 錠、膠囊以及各種糖衣錠等。它們極容易吸潮，在受潮後會產生黏連、破碎等現象，藥品極容易變質。

2. 科學中藥：大多數科學中藥都怕受潮。如果是在夏天則會生蟲、黴變，這類藥品一定要放置在乾燥通風出，保證藥效。

只有用科學合理的方法來儲存藥品，才能讓這些藥物對治療疾病達到很好的作用。這樣就能夠避免一些家庭因為儲藥不當而誤食過期藥、變質藥，保證了自身和家人的身體健康和用藥安全，是值得廣大家庭學習和推廣的。

## 家庭「小藥箱」，務必定期清理

隨著生活水準的提高，許多家庭都有自家的家庭小藥箱，存放一些常用藥。這種做法是值得提倡的，但是家庭小藥箱需要人們定期清理才能保證其功能，否則就會埋下隱患，給自身和家人的健康造成潛在的危害。

因此，政府相關部門和醫藥界人士都呼籲家庭應該定期清理小藥箱，及時清出一些不適合家庭繼續儲存的藥品。

由於有些家庭都不太懂家庭儲藥的相關知識，家庭小藥箱內的藥物擺放混亂，標籤不完整，無法得知藥物是否過期時，需要透過觀察藥品的顏色、硬度、完整度、氣味等藥物特性，如果發現藥品變質，就應該視為過期藥品處理。許多過期藥品的藥效降低，甚至會生成一些新的物質，如果病人誤食後輕則治療效果不明顯，重則會造成藥物中毒，加重病情。如果自身無法判斷是否過期或變質的藥品則需要經過專業醫生的辨別後再做處理。

家庭藥箱中還會混入一些淘汰藥品、假冒偽劣藥品以及一次性藥具，這時候也需要及時清理出來，以免自身及家人誤食。因此，清理小藥箱迫在眉睫。在清理過程中，我們需要注意以下幾個方面：

## 一、家庭小藥箱至少一年清理一次

建議每年至少清理一次家庭小藥箱。據統計，許多不適宜繼續儲存的藥品中，有百分之八十以上是由於藥品過了有效期限；未過期而變質的藥品占到百分之十；大約百分之七的藥品由於標籤不全或者藥盒破損而不能使用；剩下的大約百分之三是不足療程的藥品。這些過期藥或者變質藥就像一枚枚定時炸彈，一旦誤用，就會對身體造成傷害。因此，應該定期清理家中小藥箱，並加強對家人用藥安全知識的宣傳，養成服藥前仔細查看藥品資訊的好習慣。

## 二、家庭不宜存放藥品過多

許多家庭不管是否需要，一股腦的把藥局的藥品搬到家中來儲存，這樣做具有一定的安全隱患。由於許多藥品都是有特殊的儲存要求的，許多家庭並不具備儲存某些藥品的條件而盲目購買，往往得不償失。

大多數藥品都標明了存放條件，有些需要避光，有的需要乾燥、密封，有的怕冷，有的卻怕熱……種種條件，各有不同。鑒於這些要求很多的藥品，家庭存藥時極易混淆，而且如果有小孩和精神類疾病的患者，那麼被誤食的隱患就更大了。所以，家庭存藥並不是越多越好，選擇一些常見病的治療用藥就可以。

### 三、過期藥品不能隨意丟棄

許多家庭在清理出過期藥品之後，為了避免浪費，有一部分家庭仍然照常服用，標榜「避免浪費」，這種用藥不但沒有任何藥效，反而會引起不良反應；有一些家庭往往會把這些過期貨變質的藥品當做生活垃圾隨意丟棄，這樣也是不對的，很有可能給一些不法分子利用，導致這些過期變質的藥品再度流入市場，給其他消費者的用藥安全造成嚴重的隱患。

## 理性購藥，切忌走入盲點

隨著醫藥行業的發展，許多人都可以自己去藥局買一些藥品來預防和治療疾病了，在自行購藥的過程中，或多或少會走進一些購藥的盲點，以至於多花了冤枉錢，甚至是會因為買錯藥延誤病情。針對這種情況，我們應該知道在自行購藥中存在的幾個普遍盲點，以便能夠避免吃虧，做到理性購藥。下面就做一一介紹：

### 盲點一：藥越貴越好

藥品的價格主要是根據該藥品的生產成本確定的，物以稀為貴，如果製藥需要的原材料很少，或者製作要求高，工藝複雜，那麼這種藥品的價格就會相對較高，反之則會相對價低。

因此，藥品的價格跟對疾病的治療效果是不成正比的，不能根據藥品的價格來盲目界定藥品的好壞。所以這一盲點是人們對於藥品生產的相關知識不甚了解造成的，可以透過藥品說明書查看藥物的主要成分，估算藥物的成本，進而認清藥品價格，避免這類盲點的出現。

### 盲點二：新藥效果肯定好

**許多患者在購藥過程中盲目相信新藥，認為新藥肯定比以前的老藥效果好。殊不知，許多新藥都有自身的特點，一方面能夠迅速治療疾病，達到所宣傳的治療效果；另一方面，人們對新藥的藥性了解不太全面，它的一些具體的適應症和禁忌症都不甚明瞭，需要經過一段時間的臨床研究才能驗證。**

老藥相對於披著神祕外衣的新藥來說，還是有一定優勢的。人們對老藥的藥性較為全面，經過多年使用的老藥肯定是經受住了時間的考驗，療效好且副作用較輕，就算有不良反應發生時也能夠迅速診斷和治療。在這一點上，新藥就不存在優勢。儘管新藥都是經過大量嚴格的臨床試驗和副作用實驗，但是新藥進入市場的時間較短，一些不良反應和副作用很有可能是長期的、潛發性的，因此需要特別注意。此外，由於新藥的價格包括該藥的研發成本、市場開發等，其價格相對較高，人們在選擇新藥時一定要慎重考慮。

### 盲點三：過度迷信進口藥

雖然醫藥科技發展迅速，取得了許多突破的進步，但是和歐美大廠相比，還需要有很長的一段路要走。面對這種現狀，就有許多人產生這種用藥觀念：只要是進口藥，才是好藥。其實，進口藥並沒有那麼神祕，也只是國外的藥品而已。此外，值得警惕的是，許多進口藥的開發和研製都是在國外進行，其藥品使用說明書也是針對外國人而確立的。所以，許多藥物資料如有效濃度、半衰期、血藥濃度以及用法用量等都不一定適合自己，在選擇進口藥時需要格外注意，務必謹慎選擇，防止因為服用進口藥而對患者身體造成其他傷害。

以上介紹了關於購藥常見的三大盲點，希望讀者們注意，在平時購藥時留個後路，以免吃虧。那麼，怎樣才能做到理性購藥呢？在此，介紹三種方法：

## 方法一：普通藥品選擇非專利藥

許多新上市的藥物還處在專利保護期內，藥物的價格還包括藥物的專利費，因此這類藥的價格一般都比較昂貴。當某種藥品的專利保護期一過，這類藥品的銷售價格就會大幅度降低。鑑於這種情況，人們在買藥之前可以根據自己的病症向醫師諮詢相關的非專利藥品。這樣既能夠少花錢，也能夠保證一個好的療效，可謂是一舉兩得。

## 方法二：巧妙尋找替代用藥

如果患者自身的病症在諮詢醫生後了解到都是一些處在專利保護期的新藥，這時候也不一定非要買這種帶有專利保護期的新藥而是可以巧妙選擇其他種類的藥品進行替代。畢竟，許多疾病都可以採取多種不同品牌的藥品進行治療。

### 方法三：購藥多進行比對

由於大小不一的藥局充斥著街頭，人們在購藥的時候往往帶有一定的隨意性，這就恰好給了少數藥局促銷人員機會，容易被牽著鼻子走。此外，有些人片面追求藥品的價格便宜，這種做法也是十分錯誤的。其實，過度便宜的藥品很有可能是假藥或者快過期的藥品。

為了避免以上情況發生，人們在購藥前需要做到貨比三家，以確定這類藥品的平均價格，再權衡口碑、價格等其他因素來決定購買哪一種藥。

## 選用藥物，切莫望文生義

生活中許多普通的患者由於缺乏相對的藥品知識，加之目前藥品種類繁多。

由於上面這些情況，許多自行購藥的患者就遇到了困難，經常會根據自身的一兩種病情來選藥。在選藥的時候往往透過看藥物的名字來決定是否合適，於是就會出現望文生義而買錯藥的情況。輕者對病情毫無效果，嚴重的話還會對身體造成一定的影響。

比如：有一位慢性高血壓的病人，在醫生的指導下需要長期服用硝苯地平來控制血壓。有一段時間，由於自身工作壓力大，加之過度勞累，常常會出現胸悶和心悸的症狀，於是沒有經過醫生指導就去藥局找到一種名稱為心痛定的藥物，結果在服用之後，不但沒有緩解之前的症狀，反而又出現了嘔心、頭面浮腫的新症狀，這才急著去醫院診斷，結果醫生告訴這名患者，心痛定和硝苯地平都是用於治療高血壓的藥物，其主要成分相同，因而這名病人嚴重過量服藥導致了不良反應。

如今，藥物種類多，名稱也是千奇百樣，很容易讓患者望文生義，選擇錯誤的用藥，甚至造成一些嚴重的用藥事故。因此，患者在購藥的時候不能只看藥品的名稱，而是需要仔細看藥品的作用和用途或者功能主治以及藥品的主要成分。

下列介紹一些常見的藥物命名方式，供讀者加以辨別：

## 一、根據藥物的化學成分命名

這種命名方式被大多的西藥所採用，西藥一般是根據藥品的化學結構命名，也稱為藥品的化學名。比如硫酸亞鐵、對氨基水楊酸、硫酸亞鐵。採用這種方式命名的中藥則是根據藥物的主要藥材。

## 二、根據藥物的性能命名

這種命名方式主要根據藥品的具體功效。西藥中的胃舒平等；中藥中有安神補心丸、活絡丹、跌打丸等藥物。

## 三、根據藥病結合而命名

這類命名方式直接將藥物的名稱和治療的疾病結合起來。目前，西藥類這種命名方式的藥物還比較少；而採用這種方法命名的中藥類藥物則比較多。

### 四、以譯名來命名

許多進口藥都是根據英文名、拉丁文名等意譯或者音譯成中文而命名的，比如阿司匹林等藥物。

正是有多種多樣的命名方式，許多藥品很有可能根據不同的生產廠商而有好幾個不同的名字，極容易產生混淆。為了避免出現買錯藥的情況，另外一方面則需要廣大居民不要在自行購藥的時候，望文生義，隨意購買和服用，而是需要仔細看清藥品的詳細說明，最好是在購藥之前諮詢相關醫生，確保自身的用藥安全。

## 注重療效，切莫迷信貴藥西藥

許多人在生病之後想著用西藥和貴藥，認為它們能夠迅速起效藥到病除。其實，過度迷信和依賴這些貴藥、進口藥是十分錯誤的認識。

科學研究表明，藥物的療效主要由相關的藥理作用和藥物特性決定的，而且受到患者性別、年齡、種族、過敏史、疾病史、生理機能等影響。這些影響因素跟該藥品的生產藥品的廠商、品牌和藥品定價並沒有直接的關係。下面就介紹一些進口藥和貴藥相關常識：

### 一、病人用藥基本情況

許多普通患者並沒有一定的藥物知識，在選藥購藥時往往會片面的認同藥物的品牌，盲目迷信一些價格昂貴藥或者進口藥。久而久之，就會形成一種錯誤的藥物品牌意識，對這類藥品的依賴性也就增加，不利於常規藥品的推廣和發展。

有一項調查顯示，有相當一部分的患者對於進口藥和貴藥的認同度較高。一方面，經濟條件較好的患者選擇的都是進口藥和貴藥；另一方面，經濟條件一般的普通患者也盲從這種觀念，省吃儉用也要用上進口藥和貴藥。

患者大多數認為進口藥和貴藥的品質有保證，藥物療效好且安全，不良反應少。這些也作為認同進口藥和貴藥的主要依據。經過這些剖析之後，不難看出，患者在購藥時也有「比較」和「崇洋」等錯誤心態，這是不值得提倡的。這種心態反映出大多數人對於藥物還缺乏一個全面正確的了解，長此以往，會對醫藥資源造成嚴重的浪費，也阻礙了國產藥品生產廠商的發展。

經過多年的發展，國產製藥的生產技術早已和國際接軌，其生產的一些常規藥品在治療效果上和那些昂貴的進口藥已經沒有明顯的差別，大多數疾病的用藥完全可以用國產藥來代替進口藥。

## 二、合理調節藥品依從性

在目前情況下，許多患者在用藥上都會出現一定的依從性問題。許多低收入者經常會質疑藥品價格虛高，最終會因為經濟原因而中途停藥或者是直接放棄治療；一些收入高的病人又會盲目追求貴藥和進口藥，隨意停用醫生建議服用的一些國產藥。這種不依從性的增加不利於藥品市場的規範和病人的身體健康。為了避免這種情況，最好是政府做好藥品知識的宣傳，藥局最好是把藥品的定價透明化，減少低收入患者的質疑，同時應當鼓勵和教育高收入的患者，在療效相當的情況下，可以優先使用價格相對便宜的國產藥。

不過，遇到一些藥品生產廠商無法生產的高科技藥品，患者是可以使用進口藥品的，這也毫無異議。

現今，製藥廠商在生產工藝、科技水準、品質上都有了很大的提高，生產出來的藥品和一些昂貴的進口藥在各方面都沒有太多的差別，但是在價格上，國產藥比進口藥便宜很多，甚至達十幾倍之多。醫務工作者針對病人的這些用藥心理，一定要讓病人科學的認識和了解藥品的知識，增強必要的臨床用藥干預，以此來提高不同患者的用藥依存性。而且，要引導患者在保證治療效果的前提下選擇一些價格低、效果好的藥品進行治療，以改變患者對所謂便宜藥的認識。

## 三、引導患者走出盲目從貴心理

許多患者把一些購物的錯誤經驗盲目搬到用藥上，認為藥品便宜，品質就好不到哪裡去。因此，從貴心理在基本上造成了醫藥資源的浪費。那麼，如何才能讓患者走出這種錯誤的用藥心理盲點呢？我們可以從以下兩個方面作出努力：

### （一）相關部門做好相關工作

這種心理的產生有很大一部分來自於一些誇大藥物療效的廣告。這些藥物廣告就像毒瘤，它的宣傳必將造成從貴之風的氾濫，不利於科學合理的用藥。

### (二) 社會各界加大合理用藥宣傳

借助講座、報紙、廣播電視、網路等傳播途徑進行一系列的合理用藥知識宣傳，包括一些藥品的基本知識，藥物的性質及進口藥的價格組成等內容，進而糾正許多患者的從貴心理，提高不同類型患者的用藥依從性，以此來減少對醫藥資源的浪費。

綜上所述，患者在購買藥物時，要摒棄迷信貴藥和進口藥的心理，選擇療效好、價格相對便宜的國產藥，對於患者、藥品生產廠商來說都是大有好處的。

## 家庭儲藥，且忌不分類

現在幾乎每個家庭家中備有小藥箱，儲備一些常用的藥品，方便用藥。許多家庭在儲藏藥物的時候不懂得一些藥物保管的相關常識，導致藥品變質失效。因此，家中確實需要儲藥也需要了解一些藥物保管的知識，確保藥品的有效性。

家庭儲藥需要對藥品進行分類，這樣既能夠防止混淆又能夠合理保存，具體需要注意以下幾點：

### 一、製作家庭儲藥清單

為了讓家人對保存藥品有一個全面的了解，需要製作一張儲藥清單。在單上詳細標明每種藥品的名稱、適應症以及保存日期等重要資訊，讓人一目了然，也能防止家人誤食其他藥物。

## 二、標記清楚每種藥品資訊

家庭藥箱內的藥品要確保和藥品說明書在一起，如果是有原包裝的藥品，可以保留原始藥品包裝，對於一些散裝的藥品也要按照類別分開，採用深色乾淨的空藥品存放，並且在瓶身貼上說明藥品資訊的標籤。對於一些標籤迷糊、脫落以及藥瓶破損的藥品，需要及時更換新的標籤和藥瓶。只有標清了這些藥品的有效資訊才能夠方便家人用藥。

## 三、注意藥箱擺放位置

為了防止小孩和患有精神疾病的家人誤食藥物，需要把藥品放在兒童和精神病患者不易接觸的地方，必要時還可以加上鎖，確保安全。此外，最好分內服藥箱和外用藥箱。值得注意的是，一些家庭殺蟲劑和殺菌類藥物不能和其他藥品放在一起，以免藥物汙染產生危害。

## 四、不易保存的藥需要分類存放

### (一) 忌高溫的藥品

許多藥品對於儲存的溫度有嚴格的規定，溫度稍微高了就會改變藥性，降低藥效。這類藥品主要有酶製劑、生物製劑和疫苗血清等，它們都需要存放在陰涼的地方才能保證藥效。如果儲藥地點溫度過高加上一定的濕度，很有可能滋生大量的細菌、蟲卵和黴菌，導致一些中草藥黴變或者蟲蛀，還能讓糖漿類的藥品黴變。此外，一些糖衣錠和膠囊遇到高溫會發生黏連現象。桂皮、丁香、細辛和薄荷等揮發性強的藥物在溫度過高的條件下會加速有效成分的揮發，影響這類藥的藥效，它們也必須專門保存，防止揮發變質。

### (二) 忌潮濕的藥品

有一些藥品在和空氣中的水分接觸後就會受潮，導致中藥材發生黴爛，錠劑則會鬆散、變色最後黏連成塊狀，此外還有一些藥品在受潮後會產生分解，導致藥物失效。比如：阿司匹林是常見的解熱止痛藥，在乾燥的情況下藥物的特性較穩定，一旦受潮就會產生分解反應，散發出刺鼻的酸臭味，如果服用這類藥，則會極大的刺激患者的腸胃。此外，避孕藥在受潮之後，很有可能失去避孕的效果，使用之後容易造成許多不必要的麻煩。

### (三) 需要密封的藥品

許多藥品都要防止接觸到空氣，空氣中的氧氣可以使許多藥品氧化變質，比如維生素 A、C、D 以及苯酚、腎上腺素等藥品在接觸空氣中的氧氣後會產生部分氧化的現象，降低了這些藥品的主要成分，使患者在使用這類藥物之後達到不到預期的效果甚至完全無效。

### (四) 需要避光的藥品

這類藥品對光非常敏感，受到陽光直射就會發生一定的反應，使藥物顏色改變，藥物的治療效果也隨之降低。比如硝普鈉、尼莫通等藥品皆需要採用棕色、褐色、藍色等藥瓶裝藥，尤其需要注意的是維生素 D2 經過陽光照射之後，會與陽光中的紫外線產生化學反應，生成有毒的物質，損害患者身體健康。

### （五）有效期短的藥品

有一些藥品的有效期比較短，藥物療效隨著時間的成長而遞減的速率較快。這類藥需要單獨存放，防止誤用已經過期的藥品。比如一些穩定性差的抗生素、胰島素、縮宮素和細胞色素 C 等藥品的有效期就比較短，會隨著時間的延長而降低療效，藥物副作用也不斷成長，需要單獨存放，謹慎使用。

## 藥品存放須得當，防潮避光防高溫

如今，隨著生活水準的提高，人們對於自身和家人的身體健康也越來越重視，常常會在加重儲備一些藥品，用於一些常見疾病的預防和治療。這一方面的確能夠為自身和家人帶來方便，也能夠在疾病來臨時及時用藥，有利於疾病康復；另一方面來說，由於許多家庭欠缺一些基本的儲藥常識，經常會有一些藥品因為儲放不當或者存放時間過長而導致藥品變質失效。

因此，家庭儲藥是值得提倡的，但是需要科學合理的儲放，注意藥品的防潮、避光和防高溫。

下面就列舉一些對儲放環境有所要求的藥品，防止它們變質失效而對自己和家人的用藥安全帶來隱患。

### 一、怕潮濕的藥品

常見的阿司匹林等錠劑受潮之後容易變質。

對於這類藥品，需要放在乾燥的玻璃藥瓶中，並且每次用藥後需要蓋緊瓶蓋，必要的時候可以用臘封上，不適合用紙盒、紙袋保存。

### 二、怕接觸空氣的藥品

常見的硫酸鎂在遇到空氣之後會風化，而魚肝油接觸氧氣之後容易氧化變紅，維生素C則會氧化變黃色直至棕色。氨茶鹼會和空氣中的二氧化碳發生反應，變成黃色，而紅藥水在接觸空氣中的二氧化碳之後會發生沉澱。

### 三、怕高溫的的藥品

酒精和碘酒等容易揮發的藥品需要低溫保存，防止揮發。此外胰島素和金黴素眼藥水為了保證藥物的療效也需要進行低溫保存。

此外，雙氧水、酒精等易燃藥品也需要避免溫度過高，適宜在低溫環境下保存。

### 四、怕光的藥品

維生素C、氨茶鹼、腎上腺素等針劑在遇到光線之後，藥物特性會發生一定程度的改變，因而需要避光進行保存，以保證藥效。

透過了解一些常見藥的儲存要求，才能更好的用好家庭小藥箱。對於一些上文中沒有提到的藥品，可以詳細查看藥品說明書上的儲存要求或者諮詢相關醫生。

## 阿莫西林，不宜做家庭常備藥

人們說起阿莫西林一定不陌生，它是一種常見的抗生素類藥物，在臨床應用時的不良反應發生率極低，因而廣受普通人的歡迎。但是，本著安全用藥的原則，在家庭儲藥中，它並不適合作為家庭的常備藥來存放和使用。

儘管阿莫西林的不良反應發生率很低，但是在家庭用藥中，一些患者在服用之後經常會出現腹瀉、嘔吐、噁心等胃腸道反應，還伴有大量因過敏而產生的過敏性皮疹，個別患者的過敏反應還比較嚴重，甚至對身體重要器官造成永久性傷害。這些情況的發生都表明，雖然阿莫西林使用時間很長，相關的藥物禁忌及藥物特性已經明晰，但是阿莫西林在存放過程中很有可能發生一些分解與聚合的化學變化，產生一些新型的過敏性雜質，對使用者的健康埋下隱患。

阿莫西林在家庭存放過程中，如果遇到過度炎熱或者潮濕的環境，就會加速阿莫西林的變質失效。許多家庭在存放家庭用藥時，並沒有科學合理的放置，而是隨意的擺放。如果阿莫西林放在離一些熱源和水源比較近的地方，它就會很快變質失效，加上不注意藥物的有效使用日期，經常會誤食一些已經過期或者快過期的藥，發生過敏反應的機率也就更大了。

雖然藥品的生產流程縮短、運輸時間大為減少，藥廠生產出來的藥品能夠很快流入市場，進入患者家中，有利於保證了藥品的品質，但是由於家庭缺乏長期保存這類藥物的有利條件，因而很可能引發保存期限內服用阿莫西林的患者產生各種過敏反應。

此外，大多數抗生素在使用前都需要進行皮膚過敏性試驗，以確保用藥安全。家庭在儲藏阿莫西林後，由於不具備基本的皮膚過敏性試驗的條件，大多數患者都是自行服藥以至於難以防範可能會出現的阿莫西林過敏。

一些地方曾經多次發生服用阿莫西林膠囊而引發嚴重過敏反應的情況，引起了相關部門和社會各界的普遍關注。經過這些阿莫西林過敏事件之後，大多數人都紛紛要求制定保證藥品安全，嚴格規範阿莫西林等抗生素的生產、銷售和生產，並且需要做好使用該類抗生素相關知識和過敏反應的處理方法。透過這些努力，確保每位使用阿莫西林的患者在使用之前都能夠進行皮膚過敏性試驗。家庭由於不具備這些條件，在需要自行服用阿莫西林之前，也需要去醫生處進行測試再確定是否能使用。因此，家庭儲藥不適宜選用阿莫西林。

大多數人都了解到了阿莫西林的相關知識，把阿莫西林排除在家庭常備藥之外，但是在一些偏遠的城鎮和廣大農村，濫用阿莫西林的現象還比較普遍。此外，阿莫西林藥品的生產廠商眾多，品質參差不齊，給阿莫西林的使用者的健康帶來很大的隱患。

因此，一方面，政府規範和整頓醫藥市場，確保進入市場的阿莫西林的品質安全；另一方面，病人應該選擇品質較好的產品，如果對青黴素過敏則要慎用或者禁用。總之，為了確保自身和家人的健康，規範阿莫西林的使用，防止過敏時間的發生，任重而道遠。

## 久置的維生素 C，不宜再用

維生素 C 是一種水溶性的維生素，是維持人體健康和正常功能必不可少的養分，主透過腸道被人體吸收。它能夠調節體內氧化還原的代謝反應，而且還能夠在細胞的呼吸中達到重要作用。如果人身體內缺乏維生素 C，可以引起壞血病、口瘡等多種疾病症狀。

## 一、維生素 C 的主要生理機能

（一） 促進體內胺基酸中色胺酸以及絡胺基酸的代謝，可以延長身體的壽命；
（二） 促進骨膠原的生物合成，能夠更快的癒合組織的創傷；
（三） 有利於葉酸、鈣、鐵等多種物質的吸收利用率；
（四） 改善類脂肪和脂肪的代謝，尤其是能夠促進膽固醇的代謝，有利於預防心血管疾病；
（五） 增強人體對外界的抗應激能力和免疫力，維持身體健康；
（六） 促進骨骼和牙齒的生長，有利於防止牙齦出血和保證青少年的生長發育。

## 二、維生素的適用人群

維生素對於維持人體正常生理機能有著不可忽視的作用，因而人體如果缺乏維生素就會出現一些不健康的症狀，輕則疲乏、嗜睡，容易發生感染，嚴重缺乏維生素 C 可造成牙齦出血、傷口難以癒合等症狀。下面列舉一些生活中需要補充維生素 C 的人群：

**（一）身體缺鐵的人群**

這類人的主要情況是不光身體內的鐵元素含量不足，而且身體對鐵元素的吸收能力不足。維生素 C 可以幫助缺鐵的患者從蔬菜瓜果等非肉類食物中吸收鐵的能力增強十倍以上。

**（二）學習和工作緊張的人群**

這類人由於平時的工作和學習緊張，心理壓力大，容易抑制免疫系統的一些功能，身體容易受到感染。維生素 C 能夠預防和緩解這些症狀的發生。

**（三）妊娠期的婦女**

這個時期的女性往往體內的維生素 C 含量比正常的時候低，補充維生素 C 可以增強抵抗感冒的能力，避免在妊娠期服用一些藥物。

**（四）經常吸菸的人群**

科學研究表明，經常吸菸的人對於維生素 C 的日消耗量大大高於普通的人群，如果患者屬於重度吸菸，那麼日均維生素 C 的攝入需要比普通人多百分之四十以上才能滿足基本生理需求。

**（五）長期服藥的病患**

有些病人同時患有多種慢性病，需要長期服用藥。這一點尤其反映一些老年人的情況，老年人往往患有糖尿病、高血壓、失眠症等多種疾病，經常服用一些阿司匹林、四環黴素、降壓藥、抗癌變藥等藥品，會減少人體內的維生素 C，易引發多種併發症，因而需要補充維生素 C。

### （六）白內障患者

維生素 C 的攝入量不足極有可能誘發白內障，這是因為維生素 C 是眼內晶狀物的重要營養來源，白內障患者需要多補充維生素 C 來輔助治療。

## 三、維生素 C 的使用盲點

由於維生素 C 具有上述功能，因而許多家庭小藥箱中都備有維生素 C。其實，維生素 C 的保存期限並不長，一旦暴露在空氣中或者潮濕的地方，就會產生嚴重的氧化變質現象。這種不正確的儲存方式會導致維生素黏連、破碎，變色，甚至分解出一些對人體有害的物質，因而需要特別注意。

有人做過這樣一個試驗：把維生素 C 放置在不同的存放地點，在一年中分幾次監測維生素 C 錠劑內的成分，結果發現維生素 C 在一年的不同時期都有不同程度的氧化。即使在冰箱內存放的維生素 C 經過一年的保存仍然有百分之四十六的作用，那些暴露在空氣中的維生素 C 早已變黃，幾乎全部無作用。可想而知，患者如果服用這些藥物，不但達不到預期的治療效果，而且很有可能會由於攝入一些失效後的混合物而產生不良反應，可能影響患者身體健康。

因此，維生素 C 的存放要求高，需要選擇棕色的玻璃瓶或乳白不透光的塑膠罐裝藥，密封放置在避光乾燥的地方，每次服藥後還要把瓶蓋擰緊，防止過多接觸空氣。

鑒於以上這些，維生素 C 如果存放過久或者在購藥時發現上市時間較長的維生素 C 類藥品，則不應該服用和購買，以免發生不良情況。

## 用剩的藥物，哪些不宜留存

在日常用藥中，許多家庭都會遇到這樣一個情況：病人透過服用買回來的藥治癒了疾患之後而藥還剩一部分。面對這種情況，大多數家庭都為了防止浪費，把這些吃剩的藥物留存下來，以備下次家人生病了可以拿出來服用。

其實，不是所有用剩的藥物都適宜繼續放在家裡保存的，有一些藥物的特性不穩定，很有可能在下次使用前就發生了改變，如果不慎誤食，很有可能會帶來不良反應，損害患者的身體健康。

因此，家庭需要留存用剩的藥物時，也需要仔細甄別，不是所有的藥物都適合繼續保存。下面就介紹一些用剩不宜繼續保存的藥品，供讀者參考：

### 一、不夠一療程的藥物不留

有些患者在藥品快吃完時疾病康復了，留下了很少的一些藥品。這些藥品大都不夠之後一個療程的藥量，用了也不能達到一定的治療效果，因而沒有保存的必要。此外，由於這些藥物數量少，如果有很多這類用剩的藥品，也不方便進行分類管理，很容易和其他藥以及新藥混淆，埋下隱患。比如某種藥一個療程時間為一週，每天需要服藥三次，每次兩錠，而藥品只剩下三、四錠，就應該捨棄，沒有必要留存在家中，造成不必要的麻煩。

### 二、容易分解變質的藥不留

有些藥物經過一段時間過後就會分解或者變質，這類用剩的藥物也不適合留存家中。例如常用的阿司匹林即使在正常環境下也很容易分解出水楊酸，如果不慎服用很有可能對腸胃產生嚴重刺激。此外，維生素 C 如果存放家中一段時間也很容易氧化分解而降低藥效，達不到治療效果，而且很有可能產生對身體有害的物質，造成嚴重的副作用和不良反應。

### 三、有效期短的藥不留

一些藥物的有效使用日期很短，在用剩之後也沒有長期保留的價值了。如果用剩之後放置一段時間有效成分就會降低甚至完全失去了藥效，因此也不適合留存。

### 四、沒有掌握適應症的藥不留

有些藥品是醫生專門針對病人的具體病狀而開出來的處方箋，所以對於這類藥品的詳細特點和用途，一般家庭都不甚了解。因此，這些藥具體的適應症和禁忌事項都不知道，最好也不要把用剩的藥留下來。

### 五、不是常用藥不留

一些家庭由於家人患上一些非常見病而會留下治療這類疾病的藥物，它們也是不適合存放在家中的：一方面，因為是非常見病，所以家人很有可能會很長時間之後甚至是不會再患上這類疾病，所以藥品很容易在下次使用之前就已經過了有效期限；另一方面，這類長期不用的藥存放在家庭中，很容易造成管理不便，還會混淆藥品甚至誤食。

## 六、沒有良好包裝的藥不留

藥品的包裝既可以更好的保存藥品，也可以在包裝上標明該藥的一些重要資訊。由此可見，藥品的包裝對於藥品來說有很大的作用。有些藥品怕潮，接觸到之後就會很快變質；有些藥品需要避光，防止加速藥物有效成分的分解；還有些藥品需要密封保存，防止接觸到空氣中的一些成分而發生化學反應。因此良好的包裝能夠保證藥品的品質。大多數用剩的藥物的外包裝盒都被丟棄，不但無法良好保存而且不能明晰藥品的保存期限和有效使用日期。這些藥品在下次使用的時候，很容易已經變質或者採用了錯誤的用法用量，給患者的身體健康帶來嚴重的危害。

## 七、注射液以及一些滅菌製劑不留

許多抗生素類的藥物針對不同病人有不一樣的用法用量，而且許多人還會出現藥物的過敏反應，因而大多數抗生素在使用之前，都需要由醫護人員對患者進行皮膚過敏性試驗，防止出現不良反應。比如：青黴素是常見的消炎抗生素，在病人使用之前都需要進行測試。此外，一些抗生素類的眼藥水有效期很短，需要在使用前由醫生現場配製以保證療效。

# 第三章　兒童用藥宜與忌

# 兒童用藥，必須嚴格遵循兒童身體特點

兒童由於處在一個特殊的年齡階段，各項器官功能還沒有發育完全，身體還在不斷生長發育，一些解剖生理特點和疾病的臨床反應以及一些副作用表現都和成年人有著很大的差別。而且，兒童免疫力相對低下，經常會患上一些常見病症，需要頻繁的用藥。

在用藥方面，兒童在藥物的應用方面應當與成年人有所區別，不同的年齡階段的兒童也應該採用不同的藥物及用法用量。只有嚴格遵循兒童的身體特點才能做到兒童的安全用藥。

近十多年來用藥安全越來越受到重視，尤其是兒童用藥。兒童的身體在不斷生長發育，其解剖生理特點和疾病的臨床表現與成人有很大的差別。兒童許多臟器及神經系統的功能尚未發育完善，免疫機制也不健全，在藥物的應用方面自然與成人不同，不同年齡階段的兒童，其藥物應用也不相同。因此，必須熟悉兒童用藥的藥物選擇、給藥方法、給藥劑量、藥品不良反應及兒童禁用藥物等方面的特點，嚴格掌握用藥注意事項，以便取得良好的治療效果，盡量避免或減少不良反應和藥源性疾病發生。

## 一、兒童生理特點分期

兒童按年齡分為六期： 新生兒期：胎兒誕生之後，各項生理功能還不完善和協調；②嬰兒期：出生後至一歲之前，身體生長迅速，腦部發育很快，各系統器官還不成熟完善；③幼兒期：一歲至三歲之前，生長速度稍減慢，智力發育迅速；④學齡前期：三歲至六歲、七歲之前，生長速度較慢，神經心理發育趨於完善；⑤學齡期：六歲、七歲至十二歲之前，多種生理功能已基本成熟；⑥青春期：十二歲至十八歲。

### 二、藥物在兒童體內過程特點

兒童在口服用藥時，胃內酸度、胃排空時間影響藥物被胃腸道的吸收程度。新生兒和嬰兒胃酸過低或缺乏，胃蠕動差，胃排空時間長，因此新生兒口服藥物時，為了保證藥物的吸收盡量在進食之前服用。

## 兒童用藥，宜明確診斷重視安全

大家都知道，任何藥物都有兩重性，一方面能夠達到治療疾病的積極作用，另一方面能夠產生一些副作用和不良反應，兒童類的藥物也是如此。兒童處在一個特殊的年齡階段，身體發育迅速，一些重要器官的功能還不完善，不能很好的吸收和排泄藥物，加上對於藥物副作用的耐受能力比較差，使他們更容易在用藥的時候出現不良反應。

家長在給兒童用藥時，一定要了解一些兒童安全用藥的知識，防止由於用藥不當而對孩子的身體健康造成影響。

大多數小兒疾病都比較複雜多變，而且症狀緊迫，兒童身體的抵抗力也較低，需要及時到一些正規的醫院進行診斷和治療，並且在醫生的指導下用藥，確保服藥的方法和劑量都正確。對於醫生指導的服藥類型和方法用量，家長切不可自作主張，隨意加大或減小藥量，以免加重或延誤病情，甚至造成嚴重的不良反應。如果經過醫生診斷可以在家接受治療時，家長應該了解一些常用的兒童藥品的種類和用法用量，嚴格按照正確的方法給兒童服藥。

兒童用藥為了保證用藥安全，需要注意以下幾點：

## 一、慎重選擇用藥

根據兒童疾病的特點及危害，家長在對兒童用藥時一定要慎重。由於同一種藥物根據兒童的病情、年齡、身體情況以及其他疾病等情況在用法用量上是有所分別的。家長千萬不可以僅僅只是根據兒童的一些症狀和朋友之間的用藥經驗，來隨意選用某種藥品進行治療，這樣掌握不好正確的用法用量，不利於疾病的有效治療。

## 二、不能濫用藥

藥不在多，而在於精。對於兒童疾患並不是一定要多種藥物多管齊下進行治療的。許多藥品的有效成分都是相同的，一同服用很有可能會導致藥物過多的在腎臟堆積，造成嚴重的副作用，損害肝腎等重要器官。因此，一旦兒童生病，家長不可以濫用藥，而是需要在醫生的診斷下服藥，嚴格按照醫囑。

## 三、避免不必要的聯合用藥

聯合用藥是為了同時治療多種病症，有利於迅速達到治療效果。一些聯合用藥可能會產生藥物之間的相互反應，產生一些有害的物質，降低藥效，影響兒童身體健康。因此，聯合用藥也要遵循科學性，家長不能自作聰明，根據兒童各種症狀選擇不同藥物一起服用。如果兒童同時患有幾種疾病，也不能一股腦的服藥，要諮詢醫生相關的藥物配伍禁忌知識，分清主次和緩急，先治主要疾病和急病，後治次要疾病和慢性病，這樣才能防止聯合用藥造成的藥物反應。

## 四、合理使用抗感染藥物

兒童由於身體抵抗力降低，很容易患上一些感染性的疾病。一些家長盲目給孩子使用抗感染類的藥物，對他們的身體健康產生了很嚴重的影響。

抗感染藥物俗稱消炎藥，常見的磺胺類藥物和抗生素類藥物都屬於抗感染藥。這些抗生素類藥物如果使用不當很容易引起身體內的菌群失調或者會引起一部分抗藥細菌的過度繁殖，造成一些身體器官的感染。還有一部分抗生素能過影響血液循環系統，對肝腎等重要器官造成損害。因此，家長要謹慎給孩子選擇抗生素治療，一定要嚴格按照相關的適應症進行對症下藥。比如極大部分急性上呼吸道感染都是由於病毒引起的，家長不能盲目選擇抗生素進行治療，而是應該服用抗病毒類藥物，而且在治療時不適宜進行靜脈注射，防止影響血液循環系統，產生一些併發症。還可以在醫生指導下服用一些科學中藥進行輔助治療。這類科學中藥主要有小兒清熱解毒口服液、感冒熱飲、雙黃連、清開靈沖劑等，可以達到清熱解毒、疏風解表的作用。此外，許多兒童經常會腹瀉，有一些需要進行抗感染治療，還有一大部分是不需要使用這類藥的，所以家長在兒童腹瀉時，不可隨意選擇抗生素，而是需要經過醫院檢查腹瀉類型再由醫生建議選擇合適的藥物進行治療。

綜上所述，兒童用藥需要先診斷再治療，家長應該重視孩子的用藥問題，不能盲目的給孩子選擇藥品，只有這樣才能保證孩子的身體健康和生長發育。

## 二歲以內嬰兒用藥，宜注意的事項

兒童用藥根據年齡不同還略有差異。二歲以內的兒童處在嬰兒期，包括早產兒和新生兒，這個時期，嬰兒的身體各項功能都沒有發育完全，身體十分稚嫩，很容易受到一些藥物的傷害。家長和醫生都需要特別注意。

這個階段的嬰兒如果在生病後需要服藥，那麼一定要密切觀察，慎之又慎，防止出現意外情況，對嬰兒的身體健康甚至是生命造成嚴重的威脅。

在這個階段用藥需要遵循嬰兒的一些生理特點，注意一些用藥禁忌才能確保嬰兒身體安全。

科學研究表明，這個階段的嬰兒，其用藥特點主要是藥物極其容易進入腦組織，即使是一些藥膏在皮膚上局部應用，也能在短時間內被人體吸收，進而局部用藥也常常會在全身產生效果。因此，嬰兒在用藥的時候，家長需要密切注意，以免影響嬰兒的生長和發育。

這裡介紹兩類嬰兒需要慎用或者禁用的藥物，家長如果自行購藥給寶寶服用的，需要仔細閱讀藥品說明書，看清藥品的主要成分，進而發現這些對嬰兒身體有害的藥品，避免產生危險。

### 一、嬰兒慎用的藥物

以下這些藥品需要在家長和醫生的密切監視下服用，防止產生潛在的危險。這類藥物主要包括阿司匹林、可的松藥物、維生素 A（大劑量）。

### 二、嬰兒禁用的藥物

以下這些藥物，由於對嬰兒的生長發育會造成一定的影響和危害。嬰兒在生病時需要避免使用刺激性藥物。

透過了解這些對於嬰兒慎用或者禁用的藥物，家長才能區分出對嬰兒生長和發育不利的藥物，當然，家長最好不要自行購藥給嬰兒服用，最好是在醫生的指導下用藥，確保寶寶健康成長。

## 給小兒餵藥，宜講究方式方法

小孩子由於身體還處在生長發育階段，一些身體器官和生理機能都沒有發育成熟，因而小孩子的免疫力低下，經常會患上一些常見的病症。

於是許多兒童經常需要服用一些藥物來治療疾病。如何讓小兒順利的把藥服下去成了許多家長頭疼的問題。一些家長甚至為了讓小孩子把藥服下去，不惜採取恐嚇、打罵或者捏鼻子硬灌等方式來強迫孩子吃藥。這樣做不但會給孩子對藥物造成恐懼心理，而且還會在哭鬧的時候把藥物給吐出來，這樣就達不到治療的效果。尤其需要注意的是，當孩子哭鬧的時候，千萬不能硬灌孩子吃藥，以免把藥物嗆到氣管裡去，造成嚴重的後果。

那麼，如何才能讓小兒乖乖服藥，省去家長的麻煩呢？

一般來說，我們可以根據小兒不同的年齡特點採取不同的餵藥方法。總結出來可以分為以下幾個年齡層：

## 新生兒階段

這個階段的小兒由於剛出生之後不久，許多生理機能都沒有發育完善，缺乏正常的味覺發射，這時候服藥主要以容易入口為主。可以把藥物研磨成粉末狀再就著溫糖水水攪拌，待其溶解後放入乳膠奶嘴的奶瓶中讓嬰兒自行吸吮，一般情況下都能夠讓嬰兒把藥物喝進去。

此外，可以用塑膠軟管或者滴管，放入那種醫院用的滴藥塑膠瓶中，等到吸滿藥液之後，再將管的一端放在新生兒的口腔頰黏膜和牙床間，慢慢的擠滴。這時候，家長需要注意的是不可操之過急，要等待新生兒吞嚥下去之後再滴第二管，以此類推，進行第三管、第四管，直至完成整個服藥過程。如果新生兒在服藥期間咳嗽或者哭鬧，則需要停止服藥，以免把藥液嗆到氣管裡引起危險。如果已經發生了嗆咳，也不要驚慌，可以抱起嬰兒輕拍新生兒的背部，防止藥液進入氣管。

還有需要注意的是，藥液不能和乳汁一起餵，以免兩者在混合之後降低藥物的療效或者產生凝結，影響嬰兒的吞咽，而且也會影響新生兒的食欲，造成以後排斥藥物，加大了以後餵藥的難度。

## 嬰幼兒階段

嬰幼兒時期生病後需要服藥時，家長可以在溫開水中加入少量白糖，再加入藥物攪拌均勻後，將嬰兒抱在懷中或者採取半臥位，根據條件可以在脖子上圍條小毛巾， 以免弄髒衣服，並且適當控制嬰兒雙手，用專用的藥杯或者小勺子緊貼嘴角來餵服，等嬰兒完全把藥液喝完再把藥杯或勺子拿走，防止藥液流失。如果遇到寶寶不咽下藥物的情況，則可以用手輕輕的捏住寶寶的兩側臉頰，讓其吞咽。

此外，也可以把盛滿藥液的小勺或藥杯放入兒童的嘴中，並且壓住舌頭，等寶寶把藥液吞咽下去之後再取出藥杯或者小勺。在給寶寶餵完藥之後，再餵服一些溫開水，讓藥物在寶寶的胃中得到充分的溶解，方便身體對藥物的有效吸收，這樣也可以保證藥物的療效。

## 學齡前和學齡階段

處在這個階段的兒童已經懂得一些簡單的道理，也比較聽話，這時候家長最好不要強迫兒童服藥，可以採用勸說和誘導的方式為主，只要讓他們明白只有透過服藥才能讓身體變好這類簡單的道理就可以了。此外，對於一些錠劑或者膠囊時，最好不要把藥溶化，可以先從小錠入手，鍛鍊兒童吞咽藥物的能力，一旦兒童成功了第一次，以後就讓家長少操點心，可以自主服藥了。

此外，對於一些苦味藥，可以加入適當的糖，以減少刺激。對於一些胡鬧，不聽話的兒童，則可以參照前兩種階段的小兒服藥方法。

透過以上介紹，家長可以根據小兒不同的年齡層進行針對性服藥，這樣就能解決給兒童餵服藥物這一頭疼的問題。兒童在順利吃下藥物之後才能取得預期的治療效果，恢復身體健康。

## 兒童常用藥物的不良反應，家長須牢記

給孩子用藥要在醫生指導下合理選藥，能用一種藥治癒疾病，就不用兩種藥，以減少藥物的不良反應。當醫生為小兒開出藥品之後，家長應當從醫生那裡獲知所用的藥物不良反應及其與其他藥物的相互作用。

下面介紹一些常用藥物的不良反應：

### 一、抗感染藥：

即使是現在，最為常用的抗生素仍為青黴素類，其包括許多種類和劑型。過敏反應是這類藥物最主要的副作用，且可有兩種表現。

一是迅速發生休克等嚴重緊急情況；二是遲發性的以皮疹為多見的過敏反應。在氨苄青黴素應用中，約有百分之十的機率發生腹瀉。

在給孩子使用該類藥物之前，應注意有無過敏史，並做皮膚試驗。四環黴素在體內沉積於骨骼和牙齒中，引起變色和釉質發育不全，在七歲以前是禁止使用的。

## 二、抗瘧藥

兒童一般對其耐受良好，但有些藥可引起急性溶血性貧血、視網膜及視神經的損害。

## 三、驅蟲藥

驅趕蛔蟲的劑量過大可引起共濟失調、眼震和反射減弱。

## 四、解熱止痛藥

兒童要以醫生指示使用解熱止痛藥，對阿司匹林及其合成藥物應慎用，因其可引起胃腸道不適、過敏性皮疹等不良反應。如用量過大或在短時間內多次重複使用，有可能使孩子出汗過多而發生虛脫。風濕熱兒童患者應禁止用此藥。

## 五、鎮靜、催眠、抗驚厥類藥物

孩子使用後有可能出現過敏性皮疹、煩躁、嗜睡、頭暈、全身無力和白血球減少等異常情況。長期應用後可引起肝腎功能的損害，所以應定期去醫院檢查。

## 六、祛痰止咳平喘藥

大多數祛痰藥內含有氯化按，該成分可對胃黏膜產生刺激性。故不宜用於嬰幼兒。氨茶鹼、麻黃素可引起孩子噁心、嘔吐、心慌、興奮、煩躁、頭痛等情況。因此，兒童應慎服這兩類藥物，服用時家長要嚴格把握劑量。

## 七、腎上腺皮質激素類

長期大量應用後，可能引起孩子向心性肥胖、低血鉀、血壓增高及抵抗力下降，進而易繼發感染、骨質疏鬆等異常情況。如在長期大量應用後突然停藥，還可引起急性腎上腺皮質功能衰竭而危及生命。

## 八、心血管藥物

副作用表現為厭食、噁心、倦睡、視覺障礙和心律失常。

## 九、止吐、解痙藥

顛茄、散瞳劑常用於解除平滑肌痙攣，台療胃腸痙攣性絞痛及發炎等病。其常見的副作用為口乾、腹脹、心率加快和發熱。由於腸蠕動受抑制，還可發生更祕。甲氧氯普胺常用於止吐，但可引起頭部扭轉性痙攣等錐體性症狀。

## 十、利尿藥及脫水藥

前者常用的有呋塞米等。大量或夭期使用可繼發低血鉀等電解質紊亂的情況，並可影響肝腎力能。甘露醇是常用的脫水劑，一般為靜脈推注或快速滴注。扣不慎漏出血管外，可發生局部組織的壞死。

## 十一、抗腫瘤藥

用於治療腫瘤、白血病等。常可引起噁心、嘔吐、厭食、脫髮、白細胞和血小板減少、口腔炎、過敏性皮膚炎、肝功能損害和身體抵抗力下降，容易繼發各種感染。

### 十二、其他類藥物

抗過敏藥物可引起孩子嗜睡。在治療貧血使用鐵劑時，孩子可有胃腸不適、腹瀉等症狀。長期過多服用鈣錠可影響孩子的消化吸收功能。大多抗病毒藥或清熱解毒藥均可導致孩子出現腹瀉。服用治療瘧疾的藥物（如伯氨喹琳等）之後，可出現耳鳴、頭暈、嘔吐、視力減退等情況。過多的滴入麻黃素類滴鼻液，孩子可發生類高血壓症狀，表現為頭昏、嘔吐、心慌等症。在給孩子用藥時，大體了解藥物的性能和副作用很有必要。如用藥後孩子出現明顯或較為嚴重的副反應，應及時停藥，並帶其去醫院診治。

## 兒童服用維生素，宜注意的事項

在許多人的觀念裡維生素是個好東西，可以給孩子補充營養。其實維生素可不是什麼補品，是治療一些維生素缺乏症的藥物。藥物不同於一般食物，自然不能當做瓜果蔬菜隨意服用。過量服用維生素還會造成維生素中毒，損害兒童的身體健康。

如今，維生素在一些醫院、診所和藥局都能夠隨意買到。很多情況下，維生素類的藥物並沒有受到醫生和藥師的重視，他們並沒有明確告訴買藥的家長維生素的一些服用方法，甚至大多數維生素類藥物的生產廠商在藥瓶上標注的藥品資訊不全，只有用法和用量，而沒有說明注意事項和服用時間選擇。這些錯誤的舉措和觀念都給兒童使用維生素過程中的安全問題留下了隱患。

其實，維生素類的藥品應當同其他藥品一樣，按照嚴格審核，遵守相關的規定，標明詳細的適應症和禁忌事項。所以，家長在給兒童服用維生素類的藥物時，應當採用科學的方法服用，防止出現一些因為錯誤用藥而造成的身體傷害，以免得不償失，治病不成而誤了病情。

兒童服用維生素時，需要特別注意以下幾點：

## 一、飯後服用

大多數維生素都適宜在飯後服用，這是有一定的科學依據的。維生素類的藥物主要是經過小腸來吸收的，在飯前的時候，由於胃腸道內沒有食物，藥物在空腹狀態下能夠快速被吸收進血液，導致維生素在血液中的濃度變得很高，大部分有效成分都經過腎臟濾過，最後由尿道排出，這麼短的時間內，兒童身體沒有充分吸收，大大降低了藥物的治療效果。

## 二、小劑量服用

兒童的肝腎發育不全，器官功能還沒有達到成年人的水準，因而服用維生素時需要特別注意，最好是小劑量服用，防止加重肝腎負擔，導致器官損害。

## 三、服用一些常見維生素的注意事項

### (一) 維生素 C 注意要點

兒童在服用維生素 C 的時候需要忌口，尤其是不能吃動物的肝臟。這是因為動物肝臟中含有大量的銅元素，維生素C遇到銅離子之後，其氧化速度比平時增加了一千倍，兩樣東西一同服用後，維生素C幾乎完全失去了效果，嚴重的話還會發生不良反應。而且，維生素C是酸性藥物，不能同鹼性的藥物和食物一同服用，以免酸鹼中和而失去藥效。此外維生素C也是藥物，不適宜長期、大量服用，身體正常的兒童在服用後很有可能引發腹痛、腹瀉和血尿等副作用，家長需要特別注意。

**(二) 服用維生素D不宜過多**

許多家長為了保證孩子的生長發育，經常給孩子服用魚肝油來補充維生素D。但是，服用魚肝油的的時候沒有一個準確、固定的量，很有可能會過量服用，容易造成維生素D沉澱過多而中毒。

**(三) 服用維生素AD需要注意米粥**

大多數人都認為米粥中含有大米的精華成分，都會把這些米湯盛給小孩吃，這本身沒有什麼問題，但是小孩子如果在服用維生素AD類的藥物時則不適合吃這種東西。米湯中含有大量脂肪氧化酶，能夠溶解和破壞維生素AD的有效成分，造成大量流失，影響服用效果。

**(四) 服用維生素B1不宜吃海鮮、魚類**

由於許多海鮮和魚類中含有一種硫胺類物質，它能夠破壞維生素B1。因此，家長應該注意，在給孩子服用維生素B1類藥物時，不能給孩子吃海鮮和魚類，以保證藥效。

### (五) 服用維生素 B1 不宜吃高脂高纖食物

兒童在吃了許多高脂肪的食物之後，對維生素 B1 的需要量增加，就會加重維生素 B1 缺乏的症狀。高纖維的食物能夠增加胃腸的蠕動，並且加快了腸內容物的透過速度，不利於維生素 B1 的吸收。

### (六) 服用維生素 B6 不宜食用含硼食物

人身體內的消化液與食物中的硼元素本來也不會出現什麼問題，但是在與維生素 B6 相遇就會產生化學反應，形成錯合物，極大的影響了維生素 B6 的吸收和利用。常見的胡蘿蔔、茄子、黃瓜等蔬菜中都含有大量的硼。因此家長要注意，當自己的孩子在補充維生素 B6 的時候，不能吃上述食物。

## 兒童使用抗生素，必須慎重

許多家長在給兒童用藥時還存在許多盲點，其中盲目依賴一些抗生素物，認為使用抗生素可以很快治好孩子的病。殊不知，長期使用抗生素物，對兒童自身免疫系統的發展起抑制作用，而且還會增加某些細菌的抗藥性，更有可能引發一些藥物不良反應，損害兒童身體健康。

兒童由於這個特殊的年齡階段，身體各個器官的功能還未發育健全。大多數抗生素都是需要肝臟代謝和腎臟濾過排泄的，兒童在使用抗生素之後很有可能加重肝腎負擔，造成毒素蓄積，損傷肝腎，此外很有可能引發一些不良反應，比如出現過敏性皮疹、皮膚搔癢、噁心嘔吐、腹瀉以及頭痛、頭暈、胸悶心悸等症狀，嚴重的話還會產生過敏性休克，威脅兒童生命安全。

為了保證兒童用藥的安全性，家長和醫生在給兒童使用抗生素物的時候，需要格外慎重。在此，介紹一些常見的抗生素相關知識，以供讀者參考：

## 一、抗生素的正確選購和存放

如果家長確實需要購買一些抗生素放入家庭藥箱的話，也需要選擇口碑相對較好的藥品，而且成年人和兒童使用的抗生素物需要分開存放，防止誤食。此外，藥品要注意存放在陰涼乾燥處，防止藥物變質。

一些抗生素物由於兒童的生理特點，需要慎重或者禁止使用，這類藥物主要有以下幾種：

### (一) 四環黴素族藥物

主要包括米諾環素、四環黴素以及強力黴素等。這類藥物在被人體吸收後，會與血液內的磷酸鈣發生化學反應，生成沉積物附在患者的牙齒和骨骼上面，對這些骨骼的生長達到抑制作用，造成牙釉質沉積，牙齒變黃，成為所謂的「四環黴素牙」，兒童還處在生長發育階段，不能服用這類藥物。

### (二) 喹諾酮類藥物

主要包括環丙沙星、氧氟沙星以及諾氟沙星等。這類藥物的殺菌力強，可以抵抗多種細菌感染而且能被人體有效吸收，因而廣泛應用於各類感染。但是這類藥物透過一定的臨床觀察之後，發現可以引發小兒關節軟骨的損傷，影響骨骼的生長發育。因此，十四歲以下的兒童不適宜服用。

(三) 氨基糖甙類藥物

主要包括卡那黴素、鏈黴素和慶大黴素等。這類藥物如果長期使用對於聽覺神經和腎臟均有一定的副作用，誘發耳聾和腎臟損傷，對於兒童患者來說，情況尤為嚴重。研究表明，這類副作用的發生率，隨著患者年齡的減小而顯著增加，因此家長不能輕易給孩子選用這類抗生素。

(四) 磺胺類藥物

主要包括磺胺噻唑、磺胺嘧啶和複方新諾明等。這類藥物主要需要經過腎臟進行排泄，對腎臟具有一定的刺激和副作用作用。如果患者在服用期間不注意多飲水的話還會在尿路形成磺胺結晶，堵塞腎小管，對腎臟造成很大的損害。兒童在謹慎服用這類藥物的基礎上需要多喝水，防止損傷腎臟。

## 二、濫用抗生素的其他後果

如今許多家長動不動就給孩子使用抗生素，這會對兒童的身體健康產生很大的隱患，具體如下：

(一) 破壞正常菌群

人體內有許多正常的菌群，是對人身體健康有益的，濫用抗生素類藥物可以破壞這些正常菌群，造成兒童抵抗力下降，而且容易造成二重感染。許多經常使用抗生素的兒童在使用大量抗生素之後會出現鵝口瘡、全身性念球菌感染、念球菌腸炎等真菌感染，影響患者身體健康。

### （二）促使細菌產生抗藥性

使用抗生素類藥物之後，能夠殺死許多無抵抗能力的細菌，給了一些有抵抗能力的細菌大量繁殖的空間，進而在下次感染時，使藥物的效果降低。

### （三）造成菌群失調

家長對兒童使用一些高級和廣譜的抗生素會造成兒童體內的菌群失調，容易產生菌群紊亂的情況，一些致病細菌也會趁虛而入。不過需要注意的是，抗生素物一旦使用也不能過早停藥，防止一些抗藥能力較強的細菌再度繁殖，使療效不明顯。

## 三、兒童需要正確使用抗生素

以上列舉了許多抗生素的注意事項和不利後果，讓廣大讀者對兒童使用抗生素類藥物的相關知識有了一定的認識，那麼如何才能做到正確使用抗生素呢？家長需要認清以下幾點：

### （一）使用窄譜抗生素物

窄譜抗生素只對一種或少數幾種細菌有殺菌效果。例如：青黴素劑主要對陽性球菌起作用，對於其他種類的細菌影響較小，因而正常菌群不會受到影響。

### （二）使用一些藥效穩定的老藥

老藥大多數是經過時間檢驗的，其藥物特性和不良反應都比較明確，價格也比較便宜。新藥的不良反應和藥物特性還沒有穩定，有可能還沒發現一些不良反應，因而為了安全起見，最好先選用一些老藥進行治療。

### (三) 隨時觀察兒童用藥反應

對於正在服用抗生素類藥物的家長們，需要隨時關注孩子的身體反應，一旦孩子出現耳鳴、頭痛、嘔心、腹瀉、皮疹等副作用時，一定要及時停藥，迅速就醫，確保孩子的身體健康。

## 兒童服藥，宜注意忌口

由於一些飲食對藥物的藥效有很大的影響，甚至會產生一些嚴重的不良反應，損害兒童患者的健康，因此兒童在需要服藥的時候也需要注意忌口。下面就從中藥和西藥兩個方面談談兒童忌口的問題。

### 一、兒童服用中藥

中藥發展歷史悠久，經過長時間的發展累積了豐富的經驗。很早以前，人們就注意到吃中藥需要忌口，否則再怎麼醫術精明的大夫開出的處方箋，也不能達到很好的作用。兒童還處在生長發育階段，身體的許多器官的功能和代謝都不能和正常成年人相比，因此，兒童在服用中藥時需要格外注意一些飲食禁忌。

那麼所謂的「忌口」到底是什麼意思呢？這要從古代的中醫理論著作《黃帝內經．素問》說起，該書有一篇文章提到「熱病少癒，食肉則復，多食則遺，此期禁也。」這段話說明中醫很早以前就注意食物的宜忌，以此來輔助藥物的治療，可見食物既可以加速疾病的康復，又可以延緩甚至加重病情。中醫上「忌口」的說法也就產生了，凡是那些不利於患者治療疾病，影響以至於加重病情的食物都屬於忌口的範圍，在服藥期間絕對不能服用。

兒童服用中藥更應該注意忌口，但是由於兒童處在這個年齡階段往往貪吃，家長大多溺愛孩子，不加以阻止孩子隨意飲食。殊不知，這種做法往往降低了藥物的療效，不利於孩子疾病的治療，反而是害了孩子。因此，家長一定要明白兒童服藥忌口的利害關係，在給兒童服用中藥的時候需要注意以下幾點：

（一） 兒童在服用西洋參、紅參、白參等參類補品時，不能吃蘿蔔。蘿蔔在中醫上有理氣和促進消化的作用，能夠減少人參的有效成分，降低藥力。此外，凡是屬於滋補藥品，都不適宜在吃蘿蔔前後一個小時內服用，以免影響作用。

（二） 兒童在服用清熱解毒的中藥時不適合服用蔥、薑、蒜、胡椒、羊肉等熱性食物，否則會影響藥物的療效。這類清熱解毒的中藥主要有生地、連翹、金銀花、大青葉、玄參等。

（三） 兒童在服用梔子、夏枯草、蘆根、菊花、淡竹葉、魚腥草、珍珠丸等中藥時一定要小心服用。這類藥物大都含有鞣質、揮發油、生物鹼和礦物質等多種化學成分，服用一些正常的飲食也很有可能會引起不良反應，而且小孩子肝腎功能發育未完全，服用這些藥物會加重肝腎負擔，嚴重的話還會損害臟器功能，需要格外小心。

（四） 兒童服藥還需要參考一些古代醫書的飲食禁忌，比如薄荷忌甲魚，蜂蜜忌生蔥，天冬忌鯉魚，黃連和烏梅忌豬肉，白朮忌大蒜以及花穀忌醋等，這些都是透過長時間的臨床觀察記錄下來的，如果不注意這些食物禁忌，很有可能吃了藥也達不到理想的治療效果，甚至還會產生一些副作用，這些都是值得參考和注意的。

## 二、兒童服用西藥

許多人對於中藥忌口還比較熟悉，肯定有它的道理。其實，在服用西藥的時候，除了閱讀藥品說明書之外，也需要注意忌口，防止產生一些藥物的不良反應，影響兒童的健康。以下是幾種西藥類藥物需要忌口的情況：

（一）　兒童在服用抗生素的時候需要特別注意忌口。比如：服紅黴素的時候要注意少吃海鮮類食物，以免產生不易吸收的物質，降低紅黴素的藥效。研究發現，紅黴素處在鹼性的環境下會增強抗菌能力，而在酸性的環境下容易被破壞，因此不適合在服用紅黴素之後吃一些酸性食物和和酸性的飲料。此外，兒童不適合用飲料來服用克林黴素，以免影響藥物的吸收率。服用磺胺類的抗生素時不要吃糖和果汁類飲品，以免食物成分與磺胺發生化學反應在腎臟形成結晶，損害腎臟功能，同時為了保證藥效少吃胡蘿蔔、黃瓜、菠菜等鹼性食品。

（二）　兒童在服用維生素 K 的時候注意不要吃一些含有大

量維生素C的食物。維生素C能夠破壞和分解維生素K，為了保證藥效，不可服用。維生素C含量豐富的食物主要有番茄、山楂、棗等。

（三） 兒童腹瀉時服用藥物需要忌口。比如：牛奶、動物內臟、巧克力等食物會影響治療腹瀉的效果需要特別注意。

（四） 兒童在服用一些抗酸類藥物時忌口。抗酸藥物能夠中和胃酸，藥物成分為弱鹼性物質，主要有三矽酸鎂、氫氧化鎂、碳酸氫、鈉碳酸鈣和氫氧化鋁等。這類藥物在服用時不能食用蔥、蒜、生薑、酒、辣椒、花椒、小茴香、胡椒、韭菜、桂皮 、八角等辛辣食物，以免胃酸分泌過多影響治療效果。

（五） 兒童在服用硫酸亞鐵是需要注意忌口。硫酸亞鐵是常用的兒童治療缺鐵性貧血的藥物，但是在服用這種藥物時，避免食用海帶、動物肝臟、芝麻、花生等含磷和鈣較多的食物以及一些高脂肪類食物，以免影響鐵的吸收。此外，多吃一些含酸或者蛋白質豐富的食物可以促進人體對鐵的吸收，保證治療效果。

忌口的理論對於疾病的治療起積極的作用，但是也不需要如履薄冰，在服藥期間許多東西都不敢吃，以至於造成營養不良，影響疾病治療和生長發育。忌口是相對而不是絕對的，只是針對一些藥物而已。比如在服用大部分藥物時，並不需要忌吃蘿蔔。此外，忌口不光是根據用藥來確定，還要考慮兒童的病情、體質、過敏情況進行綜合的考慮。

## 用藥期間，要掌握影響藥物的因素

兒童處在一個生長發育旺盛的特殊時期，身體的一些重要器官功能還沒有發育完全，因此在藥效學、藥動學等藥理學特點以及不良反應方面，和成年人相比有很大的區別。同時，不同年齡階段的兒童之間在用藥上的要求也有區別，這些都基本上影響了兒童用藥的安全性。

面對兒童用藥的這一特點，我們要掌握影響藥物的因素，確保兒童能夠迅速治療疾病，保持身體健康。那麼我們需要從以下幾個方面來詳細了解：

### 一、診斷階段

兒童在生病後如果就醫的話，就受到醫生的診斷和發出的藥方的影響。由於兒童大多數不能準確的說明自身的病情，又不能有效的配合醫生診斷，這些都給醫生搜集有效資料造成困擾。

兒童的生理狀況隨著年齡的改變較大，在生病後的症狀和成年人也有一定的區別，如果醫生直接用成年人的標準來診斷和給藥，很容易造成用藥過量，對兒童的身體造成損害。因此在給兒童診斷時，需要醫生有一定的專業知識和豐富的臨床經驗且對兒童診斷要耐心細心才能搜集到有效資訊，正確診斷兒童病情，開出適合的藥物。臨床上一些醫生為了利益經常會給兒童開過多的藥，既有抗生素、激素類藥物，又有一些科學中藥，這些藥物中有很多是不適合兒童服用的，容易造成嚴重的不良反應，也會增加二重感染和藥源性傷害的危險，增加兒童父母的經濟負擔，這些都可能違法，需要嚴厲制止。

## 二、選藥階段

選藥合理正確的前提是經過專業醫生的診斷。如果家長只是根據兒童的一些症狀而去藥局隨意購買藥物，就增加了錯誤用藥的危險性，極有可能延誤治療，甚至會出現不良反應使病情惡化。因此，在選藥前最好經過醫生診斷和指導，確保用藥準確，對症下藥。家長在購藥時要了解一些藥物配伍知識，比如哪些藥物兒童需要慎用、禁用，什麼藥物一任用會增加或者降低療效，哪類藥一同使用會產生副作用等。了解了這些知識，才能在全面權衡藥物利弊的基礎上，選購合適的藥品給兒童進行治療。此外，最好去正規的藥局去購買藥品，因為這些地方都有執業藥劑師或者助理藥劑師，在給患者配藥時會審方，拒絕一些劑量、配伍明顯不合理的藥物。

## 三、服藥階段

### (一) 用藥劑量

用藥的劑量在基本上也影響兒童的用藥安全。有些藥物，藥物療效在一年的不同時期受到多種因素的影響，需要給兒童服藥的劑量也不同；一些病症，也要根據兒童的疾病史、過敏史和身體狀況而有所區別。因此，兒童的用藥劑量也是大有講究，需要在醫生的指導後經過科學的計算來確定一個安全的正常浮動範圍。

(二) 給藥途徑

給藥的途徑一般分為口服、肌肉注射和靜脈注射等。給藥途徑一般遵循以下原則：能夠用口服進行治療的盡量不用肌肉注射和皮下注射，能用肌肉注射和皮下注射治療疾病的盡量不需要使用靜脈注射進行治療。比如：許多家長都認為靜脈注射能夠快速起效，往往會要求醫生給兒童優先進行靜脈注射來治療疾病。儘管靜脈注射的劑量比較準確，藥物能夠迅速見效，但是也容易產生一些安全隱患。一些兒童在進行靜脈注射之後會誘發靜脈曲張、靜脈炎、手臂疼痛等不良反應的症狀，給兒童健康帶來了極大的身體損害。此外，一些家長經常會提著注射藥瓶來回走動，這也會增加兒童的風險。

一般情況下，在醫院進行注射時，注射劑都是經過護士給兒童注射的，需要護士把好最後一關。在注射前，護士需要仔細做好藥品的調配和核對工作，防止用錯藥品或者劑量。同時需要注意核對兒童資訊，防止把藥物注射到其他病人身上。

## 四、兒童用藥的主要原則

(一)　明確診斷，根據兒童的個體差異、疾病症狀及反應來合理選擇藥物，注意用藥類型和用藥量以及治療時間，不能隨意使用激素類藥物和抗生素類藥物；

(二)　用藥種類不宜過多，盡量做到少而精，避免不必要的聯合用藥，了解一些藥品的主要成分，防止重複超劑量用藥；

（三）　對於一些安全範圍比較窄，容易產生副作用和不良反應的藥物，需要在醫生的指導和家長的定期監測下服用；

（四）　注意兒童的疾病史、過敏史以及哺乳情況；

（五）　嚴格按照醫生的指導和藥品說明書上的劑量服用，家長密切關注治療效果，及時發現有些不良反應和副作用，不得長時間服用同一種藥物，需要定期更換用藥。

因此，兒童在用藥期間，切不可粗心大意，家長和醫生等角色都需要積極配合用藥，確保兒童能夠安全用藥，排除各種不利於疾病治療的干擾，達到預期的治療效果。

## 嬰兒哭鬧時，切莫餵藥

新生的嬰兒往往由於身體稚嫩，許多器官功能發育不健全，體質較虛弱，因而很有可能會患上一些兒童常見病，在這時候，給嬰兒餵藥成了家長們頭疼的一件事。由於嬰兒不能配合餵藥，這也增加餵藥的難度，因而家長需要了解一些嬰兒餵藥的相關知識。

### 一、嬰兒用藥的類型

嬰兒服藥的類型一般為沖劑、粉末和糖漿類藥物，這些類型的藥物比較適合嬰兒服用。具體分為以下幾種：

**(一) 糖漿劑**

藥物的主要成分溶解在高溶度的糖水中，其含有的糖和芳香劑能夠掩蓋一些藥物的苦味和其他比較難聞的氣味，使之更容易入口。

### （二）乾糖漿

它跟糖漿的主要成分類似，是經過乾燥後的顆粒劑型，具有顆粒小、味甜和易溶化的特點。

### （三）果味型錠劑

這種錠劑加入了一定量的果味香料和糖，適合一歲以上的兒童咀嚼服用，比如小兒施爾康等。如果患者的年齡過小，則可以研磨成粉末就少量白開水餵服。

### （四）沖劑

這類藥物主要有板藍根沖劑、思密達等，是藥物作為主料和一定量調味劑作為輔料製成的乾燥的顆粒狀製劑，而且是獨立包裝，適合家長掌握藥物用量。

### （五）滴劑

滴劑適合一歲以內的嬰幼兒，每次服藥的數量較少，需要嚴格按照藥品說明書上的用藥量，防止用藥過多。這類藥物一般可以混合在食物或者飲料中服用。

### （六）口服液

這類藥物主要含有糖漿或者蜂蜜以及少量的防腐劑，是一種穩定性較好的水溶液，容易儲存和使用。

不同類型的藥物服用的方法也是不一樣的。如果嬰兒需要服用一些糖漿或沖劑，可以按照醫生指導的方式或者藥品說明書上的服藥方法直接餵服；粉末在餵服前最好先用一些溫水把藥劑稀釋，待溶解後再給嬰兒餵服。當遇到苦性的藥物時，可以在藥中加入適量的白糖，採用糖水餵服；一些錠劑藥不能直接給嬰兒服用，防止藥錠過大而噎住氣管，造成危險。確實需要服用時可以將這些錠劑藥研磨成粉末之後再餵服。

## 二、嬰兒服藥的正確方法

嬰兒由於缺乏自理能力，在生病後需要家長進行餵藥，如果採取一些不恰當的方式來給嬰兒餵藥的話，很有可能會造成意外。

因此，家長還需要掌握正確的服藥方法，確保嬰兒在餵藥時的安全。

第一步，家長在給孩子餵藥時可以將其抱在腿上，然後同手指輕輕按壓嬰兒的下巴，讓嬰兒張開嘴，立即用小勺子或者滴管將藥液從嬰兒嘴角送服，之後需要等嬰兒咽完藥液後再把勺子抽出。

第二步，注意嬰兒在服藥期間的反應，如果嬰兒持續不斷的哭鬧則不適合服藥。家長千萬不要在這個時候強行給嬰兒灌藥，以免藥液嗆入氣管或者發生嘔吐現象，嚴重的話還會造成嬰兒窒息，危及生命安全。所以，在嬰兒哭鬧時一定不能餵藥，需要等他們安靜下來之後再餵，避免危險。需要注意的是，不能將牛奶或者母乳和藥混在一起餵服，防止嬰兒受到藥液影響而排斥牛奶或母乳。同時，奶水中的成分也會降低一些藥物的治療效果。

第三步，在給嬰兒餵完藥之後，可以再餵一些白開水把嬰兒口中的殘餘藥液一同喝下去，防止藥液浪費。不過，對於一些糖漿類的藥物在服用後沒有必要立即餵白開水。這些殘留在口腔和咽喉的藥液可以減少對口咽內黏膜的刺激，防止出現咳嗽的症狀。

## 三、引導嬰兒服藥的方法

嬰兒並不懂得配合大人服藥，而且還會排斥服藥。因而我們需要掌握一些方法來引導嬰兒乖乖服藥，總結起來有以下方法：

### (一) 藥物適合嬰兒口感

如果藥品苦澀或者有其他的異味，嬰幼兒就會透過哭鬧來拒絕服用這種藥品。為了避免因為藥物的味道而影響藥物的餵服，家長在選擇藥品時，最好選用一些味道較好的糖漿或者咀嚼錠。常用的兒童藥物口感較好的主要有以下幾種：

1. 止痛退燒藥
2. 感冒藥
3. 抗菌消炎藥
4. 止瀉藥

### (二) 巧妙換藥

採用這種方法時，首先要準備兩個容器，一個裝上嬰兒喜歡的果汁，另外一個裝上藥液。在給嬰兒餵果汁的間隙換上藥液再餵。不過每次餵藥量不能過多，餵藥時也不能過快，以免嬰兒嗆到或者發現後不肯再服。

**（三）轉移嬰兒的注意力**

在餵藥時可以和嬰兒一起做一些小遊戲，邊餵藥邊和孩子玩，這種方法對於不是特別容易入口的藥物有效。

**（四）激發嬰兒好奇心**

嬰兒通常具有強烈的好奇心，會模仿大人的說話和動作。因而在餵藥時，家長可以假裝吃藥，並且做出一些很好吃的表情來吸引嬰兒的注意力，讓他們不自覺的模仿大人的動作而吃下藥物。

透過介紹以上這些知識，讀者不光知道了嬰兒服藥的方法，也了解了服藥過程中的一些注意事項，以後在給孩子餵藥時，一旦嬰兒哭鬧就不能盲目灌藥了。這些都保證了嬰兒的餵藥安全。

## 兒童用藥，切勿濫用抗生素

兒童是一個特殊的群體，在這個年齡階段身體不斷生長發育，一些臟器和生理功能還沒有發育成熟，需要家長和醫生格外注意。因此，在用藥上不能和成年人相同，應當有所區別。

兒童用藥安全問題近些年來受到了社會各界的重視，根據世界衛生組織的一項調查顯示，全球每年有高達三分之一的患者死於不合理用藥，這其中有大多數患者是兒童和老年人。兒童用藥需要慎重，不能根據家長自己的用藥常識甚至是感覺來給孩子服藥，以免造成危險。

在這些不合理的兒童用藥情況中，以濫用抗生素的情況最為嚴重和令人擔憂。

我們都知道，抗生素雖然對於一些細菌性的感染具有很好的療效，但是其有一定的副作用和不良反應，長期服用的話，還會刺激細菌產生抗藥性，增加下次治療的難度。因此，即使是成年人都不敢隨意使用抗生素，而兒童由於其生理特點更容易受到抗生素的傷害。

家長對於兒童使用抗生素存在以下盲點：

## 一、兒童使用抗生素能夠迅速起效

有許多家長認為抗生素對成年人有這麼好的療效，治療小孩子的感染肯定會更加輕鬆。其實不然，抗生素並不是什麼「速效藥」、「萬能藥」，只能治療一種或幾種細菌性的感染，對於有病毒引起的發炎則完全沒有效果。因此，切莫迷信抗生素的藥效，對於那些病毒性的感染，不適合使用抗生素，應該立即帶孩子去醫院進行診斷後，再在醫生的指導下服藥，確保療效。

## 二、兒童可以使用幾種抗生素治療

許多家長在孩子患上發炎後，急於求成，希望孩子的病快點好，他們往往會自行到藥局購買多種抗生素。這些家長認為，幾種抗生素一起使用可以增加藥物的療效，讓孩子的發炎快點康復。雖說初衷是好的，但是這種做法是錯誤的。這種不合理的聯合用藥會導致兒童使用抗生素過量，對身體造成危害。

## 三、兒童用藥輕，不會產生不良反應

有一些家長認為，給孩子使用抗生素治療的時候，每次服用的藥量都比成年人少好多，因而不會產生各種各樣的不良反應和副作用。殊不知，由於兒童處在這個特殊的生長發育階段，本來就應該少服抗生素，以免造成危險。即使每天給孩子服用的藥量對於成年人是小劑量，但是對於一個兒童來說已經是正常用量了，所以即使給孩子的用藥較輕，也很有可能會產生副作用和不良反應，甚至會比成年人更為嚴重。

## 四、兒童使用高級抗生素才能治好病

一些家長治病心切，往往孩子只是普通的感冒流鼻涕就要求醫生給孩子注射高級別的抗生素。這樣做的後果是非常嚴重的，一方面它會增加不良反應的人發生機率；另一方面它可以促使一些殘餘的細菌大量繁殖，造成兒童體內菌群紊亂。此外，它還能增強存活細菌的抗藥性，今後兒童生病後，普通的抗生素根本無濟於事。

## 五、家長自行購買抗生素

許多家長在孩子生病後，自行到藥局選購抗生素治療，這樣做的隱患也很大。這樣做往往會造成藥不對症而延誤孩子的治療，而且也增加了不良反應的發生率，威脅兒童身體健康。

既然兒童使用抗生素存在著這麼多的盲點，家長在給孩子使用抗生素時需要謹慎用藥，切不可濫用。許多抗生素都需要經過肝臟代謝和腎臟排泄，因而服藥期間會加重肝腎的負擔。由於兒童的處在生長發育階段，肝腎的功能還沒有達到成年水準，濫用抗生素會造成肝腎功能損害。此外，濫用抗生素還會造成兒童自身免疫力下降，對抗生素的依賴性增強。一些兒童在長期使用抗生素後，容易增加對藥物的過敏反應，導致二重感染以及哮喘、濕疹等疾病，嚴重影響兒童身體健康。

綜上所述，抗生素雖然能夠治療一些身體感染，但是由於其一些藥物特性和兒童的生理特點，家長千萬不能給兒童濫用抗生素，以免對孩子健康留下隱患。政府相關部門也需要監督和規範抗生素的生產、銷售，做好抗生素的宣傳工作，以此來杜絕濫用抗生素的現象。

## 對症用藥，切莫跟風

兒童由於其所在年齡的生理特點，經常會患上一些消化不良、夜驚、腹瀉、咳嗽、積食等常見的病症，許多家長也經常會在一起交流一些育兒、看病的心得。於是，許多針對個別情況的用藥經驗也被當成了傳播內容，家長很容易輕信和跟風用藥。

許多家長在家中根據平常相互交流來的用藥經驗，而購買一些藥物都成為了家庭常備藥。還有一些家長經常不管小孩的身體健康與否，盲目的給他們服用滋補品和保健品，以期能夠促進身體發育。其實許多藥物都有一定的副作用，如果身體健康，完全沒有服用的必要。

以上這些家庭常備藥大多數是小兒的科學中藥，在用藥的時候需要特別注意，做到謹慎用藥，沒病的時候千萬不能給孩子當增強體質的保健品來服用，即使是在孩子生病後也不能盲目跟風，一定要根據醫生的診斷對症用藥，這樣才能保證安全用藥。否則，就算是這些小兒常見的良藥，如果不分病症而隨意服用，也會帶來很大的健康隱患。

下面是一些家長在給兒童用藥中存在的幾大盲點：

### 一、認為中藥安全無副作用

許多家長對於給小孩子使用西藥過度謹慎，認為小孩子生病應該服用中藥。儘管大多數小兒科學中藥都是由天然的藥材製成的，但是藥物成分還是比較複雜的，例如有些藥物的主要成分是特性偏寒的中藥，長期服用這種苦寒類的藥物會損傷兒童的腎臟和脾胃。所以，即使是一些大眾口碑良好的中藥，也不可以隨意服用，以免影響兒童身體健康。

### 二、跟風買藥

儘管許多兒童常見藥品都屬於非處方藥，家長在藥局都可以隨意買到，但是不可以盲目聽從其他家長的治療經驗買藥，避免藥不對症以及其他隱患的發生，延誤甚至加重孩子的病情。比如一些用於治療兒童支氣管炎、肺炎、高燒發熱的小兒科學中藥就不能錯誤使用在普通的感冒上，否則達不到治療效果。

### 三、一種藥治多種病

一些家長過度迷信一些所謂的「萬能藥」，認為這些藥能夠治療兒童多種病症，是當之無愧的靈丹妙藥。其實這些藥大多只能治療一些相同的病狀，而不能治療特性不同的疾病，因此也不可能是所有疾病都能治的。這些錯誤的資訊大多數家長之間以訛傳訛的結果。

### 四、盲目補充營養

隨著生活水準的提高，許多家長過度關心孩子的生長發育，經常會給孩子服用一些補鈣、補鋅以及補血等營養類藥物。其實，大多數兒童只要是平時的飲食均衡就不會缺鈣和鋅，也就不用補充這些元素了，否則反而容易造成營養過剩誘發早熟。

面對這些兒童用藥盲點，家長在給兒童用藥的時候一定要先經過正規醫院或診所醫生的診斷，並且嚴格按照醫囑服藥，即使是一些常見的非處方藥，也最好諮詢醫生之後再用。此外，給兒童用藥的時間不宜過長，如果兒童在服藥三至五天之後病情仍未發生好轉，則應該立即停藥就醫。

## 兒童生病，不可擅用成人藥

近年來，有關兒童在用藥過程中出現不良反應的事例越來越多，其中有很大一部分都是與兒童隨意服用成年人的藥物有關。這不得不引起社會各界的重視和反思。

就目前情況來看，藥品市場中的兒童專用藥寥寥無幾，只有不到百分之十，大多數家長和醫生在給兒童服藥時，都是按照藥品說明上的成人用量進行折算後給兒童使用。由於兒童身體發育不成熟，體質較弱，一些重要器官功能還不完善，解毒和排泄的功能還低於正常成年人，因而對藥物的敏感性和不良反應發生率都大大高於成年人，這樣就會給兒童的身體健康留下許多隱患。

此外，大多數家長都不太懂相關的醫學常識，經常會自作主張的給孩子購買和服用成人藥，這樣不但治療不了孩子的疾病，反而會帶來一些副作用和不良反應，將延誤病情，甚至會加劇病情的惡化。

對於成人藥的使用，一般家長常常會有以下問題：

問題一：小孩子生病，如果家中有對症的成人藥，可以給小孩服用嗎？

家長主要有疑問的就是對症的成人藥可不可以給生病的小孩子「救急」。上面已經提到，小孩子身體各大器官都處在生長發育階段，神經系統、內分泌系統以及肝臟的解毒代謝功能和腎臟的濾過排泄能力都比成年人弱，成年人適合用的藥小孩子並不一定能用。兒童年齡越小越要格外注意。

許多成人藥在小孩子服用後會使兒童一些重要器官受損，誘發一些不良反應。例如：十二歲以下的兒童藥慎用阿司匹林。

所以遇到上述情況，家長也不能擅自把成人藥給小孩服用。正確的做法是，立即就醫，在醫生的指導下再服藥，防止錯誤用藥。

問題二：遇到沒有兒童專用藥時，小孩子服用成人藥需要注意什麼？

這個問題主要是針對一些沒有兒童專用劑型時的用藥情況。兒童服用成人藥時，一定要注意以下事項：

## 一、服藥前諮詢醫生或藥劑師

家長需要給孩子服用成人藥前，需要在取藥前向醫生詳細的說明家族過敏史、患者自身的過敏史以及是否患有其他疾病。這樣做是為了方便藥劑師根據兒童的情況，正確的計算出藥物的用法、用量和時間間隔，保證用藥安全。

## 二、漏服和幼兒嘔吐後注意補服

有些家長很有可能會由於工作繁忙或者臨時有事而耽誤了孩子服藥，這時候應該立即吃藥並重新計算間隔時間，以保證藥效；還有一些家長會由於孩子太小，在服藥時一不注意讓孩子把藥吐出來了，這時候一定要注意，如果藥品髒了不可繼續送服，而是選擇乾淨的藥品給孩子服用。

## 三、注意服藥期間的一些飲食禁忌

家長在服藥期間也需要注意孩子的飲食，嚴格按照藥品說明書上的要求和醫生的囑咐，千萬不能給孩子吃一些禁忌食物，以免降低治療效果和發生不良反應。

## 四、服藥時，家長注意監督

由於成人藥的劑型大都是膠囊劑和錠劑，往往由於服用不當會引起窒息。所以家長需要在小孩服藥時監督，以免發生意外，盡量給孩子服用顆粒劑或者液體型藥品。此外，小孩子一般都比較抵制服藥，因而家長也需要在旁監督，防止兒童未服藥或者服到一半就丟棄。這樣做既能夠保證有效用藥，又能夠確保服藥時的安全，家長務必要做到。

透過以上敘述，想必讀者已經了解到兒童使用成人藥的一些禁忌和注意事項。為了保證兒童用藥安全，應該加大相關兒童用藥知識的宣傳，鼓勵藥品生產廠商生產一些兒童的專用劑型，保證兒童都能用上他們的專用藥。一些沒有兒童劑型的藥品也需要標明兒童確切的用法用量和注意事項，讓每個孩子都能放心吃藥，促進疾病的康復和保證身體的正常生長發育。

## 新生兒發燒，切忌使用退燒藥

新生的嬰兒體溫的調節功能還發育不完善，身體散熱、保暖、汗腺分泌等功能還不能和成人相比。受到這些因素的影響，當新生的嬰兒由於一些身體疾病甚至僅僅只是飲水不足、環境改變等不起眼的狀況就會引起發燒。

在新生嬰兒出現發燒的情況後，家長千萬不能隨意給孩子服用退燒藥，否則會給他們身體造成嚴重的傷害。若隨意服用退燒藥，會導致新生嬰兒體溫迅速下降，出現皮膚青紫的症狀，嚴重的話還會造成新生兒吐血、便血、臍部出血、顱內出血等，甚至會造成新生兒死亡。

常見的退燒藥主要有 APC 錠、阿司匹林、小兒退熱錠等，這些藥品都是新生嬰兒的禁用藥，家長千萬不能給孩子服用，以免造成危險。

那麼新生嬰兒出現發燒的症狀該如何治療呢？下面就推薦一些常用的方法，供家長們參考：

## 一、物理降溫

新生嬰兒發燒可以採用暴露肢體、冰枕、酒精或溫水擦拭等物理降溫方法來降溫退燒。這樣能夠抑制血管擴張，有效的降低體溫防止體溫繼續上升。

### (一) 暴露肢體

要維持家中的空氣流通，有條件的家庭可以打開空調，使房間的溫度維持在二十五度至二十七度左右，脫掉孩子身上衣物，這樣能夠讓新生兒體溫慢慢下降，流通的空氣也有利於熱量的散發。如果孩子手掌濕熱伴有全身出汗的症狀，則表現為溫熱，用毛毯或者衣服覆蓋即可。

### (二) 酒精或溫水擦拭

用酒精或者溫度在三十七度的溫水給新生嬰兒進行全身擦拭，讓孩子的血管擴張，以便散出多餘的體熱，而且水汽和酒精在皮膚表面蒸發時，也會吸收一定的身體熱量。用酒精擦拭的效果比用溫水好。

### (三) 冰枕

冰枕可以迅速散熱，但是使用時需要家長每隔一段時間更換地方，防止造成局部過冷或者體溫過低的現象。

### (四) 退熱貼

退熱貼含有一種膠狀物質，含有的水分在氣化時可以帶走一部分的身體熱量，達到降溫的效果，而且也不會出現過度冷卻的情況。

### 二、多喝水和口服維生素

新生嬰兒在發燒時，會伴有出汗的症狀，身體在這個時候也消耗了大量的水分，因而需要補充大量的水分。特別是一些糖水和維生素 C，能夠有利於兒童的體溫調節功能的恢復。由於新生嬰兒的一些器官功能發育還不完全，如果體溫在三十九度以下，盡量避免服藥，採用多喝水的方式來降溫，既能夠降低嬰幼兒身體的溫度，又能夠補充發熱時身體損失的水分。

以上方法如果有效，持續時間也不能過長，否則容易造成嬰兒體溫不上升而過低，這也是不利於孩子身體健康的。此外，如果新生嬰幼兒的體溫超過三十九度，多喝水和一般的物理降溫往往沒有什麼效果，這時需要立即就醫，防止出現意外狀況，延誤病情，嚴重的話還會危及新生兒的生命安全。

## 兒童保健，切忌濫服補藥

隨著生活水準和計畫生育的普及，大多數家長都對這些孩子寵愛有加，呵護備至，這些獨生子女在家庭中有了最重要的地位。一些家長為了孩子能夠健康成長，從小就給孩子服用各種各樣的滋補藥品。

常見的滋補藥品主要有蜂王漿、蛋白粉、冬蟲夏草等。市場上的滋補藥品種類繁多，良莠不齊，其中不少所謂補品中含有大量的激素或類激素物質，兒童服用過多很有可能影響體內正常的激素分泌，造成兒童營養過剩，性腺激素超前發育而導致性早熟。

兒童性早熟指的是男孩在九歲、女孩在八歲前出現一些第二性徵（如男孩長出鬍鬚，女孩乳房發育等）。這不僅對兒童今後的生長發育不利，也很有可能會受到同齡兒童的排擠，引發自卑，產生嚴重的心理陰影。有一些不正常的兒童早熟，很有可能會誘發一些腫瘤。

家長對於許多滋補藥品的認識不足，盲目給孩子進補，引發了兒童使用滋補品的熱潮，這是十分錯誤和危險的。許多滋補品的主要成分都是含有藥物的，如果長時間給兒童服用，很有可能會造成藥物毒素在兒童體內蓄積，引發藥物中毒和不良反應。因此，補藥雖能滋補，但也不能濫服。

## 二、兒童進補的盲點

### (一) 補藥萬能

許多家長認為補品吃了能夠增強兒童體質，吃得越多，效果越好。其實，補藥並不是什麼靈丹妙藥，不是所有孩子都適合進食。而且，每次服用的數量也不是越多越好，否則過少則達不到效果，過多則會傷害兒童稚嫩的脾胃，嚴重的話還會引起藥物中毒。所以，家長在給孩子服用補藥前，需要明確是否需要進補，然後再根據孩子的病況和體質有針對性的進行服用，防止盲目進補和短期大量的進補，保護孩子身體健康。

### (二) 隨意服用

一些家長認為孩子身體抵抗力差，及時沒有生病也需要服用補藥來增強體質。此外，電視、報紙、網路等資訊傳播媒介每天都在不斷宣稱著一些保健品的廣告，讓家長產生錯誤的認識，進而盲目跟風，購買大量保健品給小孩進補。

中醫上說「虛不受補」，兒童身體還處於比較虛弱，短期服用大量補藥將會出現嚴重的不良反應。如果兒童身體健康，則完全不需要進食任何補藥，如果隨意進補，很有可能會破壞原有的系統平衡，造成營養過剩。

#### （三）濫用成年人滋補品

許多家長經常會把一些他們吃的滋補品留給孩子吃，這種做法是不可取的。比如：常見的人參、蜂王乳等補品由於含有激素類物質，能夠引發兒童性早熟，並不適合給兒童服用。此外，成人滋補品的用量是根據成人的體質配製的，小孩子服用後很有可能會加重腸胃負擔，造成消化不良的症狀。

### 三、兒童濫服補藥的危害

#### （一）性早熟

一些人參、西洋參等參類補品具有促進人體性腺激素分泌的作用，如果隨意給兒童服用，則會導致性早熟。此外蜂王乳、冬蟲夏草、北芪、花粉等補品中含有類激素物質和促性腺因數的存在，如果兒童長時間服用，也會使兒童性早熟。

#### （二）抵抗力下降

並不是所有保健品都能增強兒童對於疾病的抵抗能力。比如服用參類滋補品會降低人體的免疫力，反而容易受感染而致病。

(三) 身體矮小

大多數家長都希望給孩子服用滋補品讓孩子長高，其實這也不完全是對的。許多滋補品中含有大量的雌激素，能夠阻止兒童骨骼的生長發育，而且還會干擾兒童的腸胃功能，造成厭食症。這兩點對兒童的生長發育都是極其有害的，長期服用就會導致兒童最終身材矮小。

(四) 引發疾病

許多滋補品都是高蛋白質、高糖而且還含有大量的激素，服用過多極易引發肥胖症。此外服用一些補充身體微量元素的維生素類藥品和補鐵劑、補鈣劑等也需要格外注意。如兒童服用過量魚肝油了導致維生素A和維生素D中毒；如果補鋅過多，則會出現許多不良反應，甚至引起急性腎功能衰竭，威脅兒童生命安全。

所以，對於一些身體健康的兒童來說，完全不需要進補。如果兒童確實身體虛弱，也需要在醫生的指導下，有針對性進行進補，千萬不可用濫用保健藥來進補，以免出現一些安全隱患。

## 乳母忌代替小兒服藥

幾乎所有藥物都會透過乳汁進入嬰兒體內。媽媽吃藥對寶寶的危害，與用了什麼藥、多大劑量和多長時間都有關。

許多藥物都會對嬰兒的身體健康產生很大的危害。

哺乳期女性最易遇到的就是急性乳腺炎問題。早期乳腺炎若沒有高燒及嚴重的乳房腫脹，母親可以繼續哺乳，並按摩使阻塞的乳腺管通暢，病情會很快好轉。若高燒超過三十八點五度或出現膿腫，則應停止哺乳。治療時，大夫會根據情況，選擇不影響哺乳的抗生素，如青黴素等。如果女性自行購買抗生素或退燒藥，可以看下藥物說明書，是否標明「哺乳期禁用」。不同藥物在人體內的代謝時間不同，多數在七十二小時可以代謝完畢。不放心的媽媽可在服藥後七十二小時內暫停哺乳，但是一定要將乳汁擠出。徐先明說，當用藥劑量較大且時間長，無法使用安全係數高的藥物時，一般不建議母乳餵養，而應改吃奶粉等。

此外，新生兒生病時不建議新媽媽透過自己吃藥，試圖使藥物透過乳汁排泌後對新生兒起治療作用。這種做法不科學。乳汁中藥物的有效劑量，遠遠達不到治療的效果。有的母親聽說人體用藥後，部分藥物可隨奶汁分泌排出，於是當嬰兒有病時，自己就代替嬰兒服藥，這樣做是無益有害的，因為藥物雖然能在奶汁中分泌排出，但大多數藥物在奶汁中含量極微，可是嬰兒吸吮含藥的奶汁後，在血液中卻不能達到有效濃度，反而會使病菌演變成抗藥菌株產生抗藥性或產生不良後果，如：乳母服用溴劑後，可引起嬰兒皮疹或倦睡；用碘劑可影響嬰兒甲狀腺的發育和功能。

更嚴重的是乳母用維生素 B1，體內會因糖代謝不全而產生過多的丙酮酸，母乳中的丙酮酸可使嬰兒中毒，甚至突然死亡。此外，許多藥物在奶汁中的濃度遠比血液有效濃度低，嬰兒透過母乳攝取這些藥物，產生不了治療作用。所以，乳母不宜代替嬰兒吃藥。

# 第四章　老年用藥宜與忌

# 老年人用藥，需注意八防

古詩云：夕陽無限好，只是近黃昏。年紀大了身體機能衰退，各種病也多，如高血壓、心臟病、腎結石、胃潰瘍、肩周炎等，用藥也多，有些病還得長期服藥。

據統計，很多國家已慢慢進入老齡社會。老年人的防病治病是生活中最普通的事，也是最重要的事，又是最容易被我們忽視的事。但是由於老年人自己行動不便，記憶力不好，服藥品種太多等原因，再加上身體機能的減退，對藥物的應激反應變得脆弱，對藥物用量也變得敏感，故容易發生中毒或不良反應。所以說，我們千萬不可忽視老年人用藥問題，老年人用藥要注意防止出現以下問題：

## 一、防服藥種類過多

老年病人服用的藥物越多，發生藥物不良反應的機會也越多。據統計，同時使用五種藥物以下的藥品不良反應發生率為百分之四，六至十種為百分之十，十一至十五種為百分之二十五，十六至二十種為百分之五十四。此外，老年人記憶力欠佳，藥物種類過多，易造成多服、誤食或忘服，所以一次服藥的種類最好不要超過三至四種，最多不要超過五種。要明確治療目標，抓住主要矛盾、選擇主要藥物治療。凡是療效不確切、耐受性差、未按醫囑服用的藥物都可考慮停止使用，以減少用藥數目。如果病情危重需要使用多種藥物時，在病情穩定後仍應遵守減少用藥種類的原則。

## 二、防用藥過量

臨床用藥量並非隨著年齡的增加而增加。老年人體內各臟器生理儲備能力減弱，對藥物的應激反應也變得脆弱，藥物的治療量與中毒量之間的安全範圍變小，加之老年人肝腎功能減退，排泄變慢，容易發生中毒或不良反應。

因此老年人用藥應相對減少，除維生素、微量元素和消化酶類等藥物可以用成年人劑量外，其他所有藥物都應低於成年人劑量。由於現在尚缺乏針對老年人劑量的調整指南。因此，應根據老年患者的年齡和健康狀態、體重、肝腎功能、臨床情況、治療指數、蛋白結合率等情況具體分析，能用較小劑量達到治療目的的，就沒有必要使用大劑量。

## 三、防長時間用藥

老年人腎功能減退，對藥物和代謝產物的濾過減少，如果用藥時間過長，會招致不良反應。老年人用藥時間應根據病情或者遵照醫囑及時減量或停藥，尤其對那些副作用大的藥物，一定要掌握好用藥時間。

## 四、防濫用藥物

患慢性病的老人應盡量少用藥，更不要在沒弄清病因的情況下就隨意濫用藥物，以免發生不良反應或延誤治療，需要用藥治療的話要及時看醫生，徵求醫生意見後再用藥。

## 五、防長期使用同一種藥物

一種藥物長期應用，不僅容易產生抗藥性，使藥效降低，而且會對藥物產生依賴性甚至形成藥癮。

## 六、防濫用三大「素」

抗生素、激素、維生素是臨床常用的有效藥物，但不能將它們當成萬能藥、預防藥濫用，尤其是老年人身體各系統功能都有不同程度的減退，即使是常用抗生素，如用藥不當，亦可造成不良反應。因此老年人使用三大「素」更需要慎重從事，否則會導致嚴重不良後果。

## 七、防依賴安眠藥

老年人大多數睡眠不太好，但長期服用安眠藥易發生頭昏腦脹、步態不穩等情況，且老年人因對安眠藥的分解排泄變侵，長期應用可形成依賴性並損害肝腎功能。對於老年人來說，治療失眠最好以非藥物療法為主，安眠藥為輔。安眠藥不可濫用，只宜用於幫助病人度過最困難的時刻，可偶爾短期應用，且宜減少用量，必須長期使用時，最好交替輪換使用副作用較低的不同藥物，以減少形成藥物依賴。

## 八、防濫用瀉藥

老年人易患便祕，為此常服瀉藥。但老年人長期服用瀉藥，可能引起脂溶性維生素 A、D、E、K 的缺乏，影響鈣磷的吸收，造成相關缺乏症。為此，老年人便祕，不宜長期服用瀉藥，宜調整膳食，加強鍛鍊，養成定時排便習慣。

## 老年人用藥，宜「五先五後」

隨著人口老齡化，老年人所占的人口比重也越來越重，社會各界對老年群體的關注也與日劇增。人一旦步入老年，身體的一些器官功能開始衰退，自我調節能力下降。這個時候，許多疾病也侵擾和折磨著許多老年人，他們在對抗疾病的時候，往往會有一些隱患需要注意，其中最重要的一方面就是如何正確用藥。許多老年人不會採取正確的方式用藥，產生了嚴重的後果。

面對這種情況，老年人在生病之後，要特別注意，除非是得了很危急的病需要及時治療之外，針對一些老病根、慢性病時，需要靈活選擇合適的治療方法和用藥。

老年人用藥需要遵循「五先五後」的原則，才能保證正確用藥，具體原來如下：

### 一、先運用食療，其次是理療、針灸，最後用藥物

有句古話說：「是藥三分毒。」這對於身體功能衰弱，免疫力低下的老年人來說影響尤為巨大。因此，只要是能用食療的先用食療，例如：喝老薑片泡的紅糖水可以治療由於風寒引起的感冒。如果在食療不見起效的情況下再考慮利用理療、針灸等方法，觀察治療效果。當治療效果不佳時，才選擇用藥物的方式治療。

## 二、先用中藥或科學中藥，後用西藥

堅持這種原則是因為大多數中藥和科學中藥具有一些特點，它們的主要成分都是天然採集的藥物原料，是經過幾千年來歷代中醫考證的，它們的副作用一般都比西藥輕，具有很大的優勢。如果老年病人遵照醫囑，選擇適合的中藥治療，是能夠取得很大的效果的。中藥一般是以調節人身體的內在功能為主，而西藥不像中藥那樣，它是透過對抗疾病的方法，因此西藥的使用更容易對人體產生危害。

## 三、以外用為先，以內服為後

鑒於藥物對身體會有一定的毒害，在使用藥物進行治療時，使用外用藥物治療可以減少身體的損害。例如牙齦發炎、跌打扭傷、皮膚病等可以先用外用藥進行消炎、解毒，沒必要一開始就急著選擇內服藥。

## 四、先用口服藥，後用注射

許多老年人只要生病就想著採用注射治療，認為這樣才能讓病好得快。殊不知，由於老年人的一些身體功能下降、器官衰老萎縮，在採用肌肉注射的時候，會導致肌肉疼痛，注射區域產生硬結，而採用靜脈注射的，有患上靜脈炎的可能。更為嚴重的是，藥液透過血管最後流向心臟，直接對血管壁和心臟產生影響。所以，老年人能採用口服治療的，盡量採用口服，沒必要採用隱患較大的注射治療。

### 五、先用成藥，後用新藥

這些年來，隨著科學水準的提高，醫藥行業也是蓬勃發展，醫藥市場上湧現了一大批所謂的新藥、特效藥，標榜著它們神奇的療效，能夠快速起效，但是有利肯定也有弊，它們的應用時間短，一些缺點和副作用還沒有被人們所認識，遠期的隱患相對較大。因此，為了減少藥品對老年人產生不必要的傷害，在選用藥品時，宜先用中西成藥，實在需要使用新藥、特效藥的時候，也千萬要慎重選擇。

## 老年人用藥，宜從「少」開始

老年人口所占總人口比重越來越高，大多數老年人都有著各種各樣的慢性疾病，如何指導老年人合理用藥，確保用藥安全，已經成為整個醫學界和社會各界普遍關注的重要問題。據了解，如今大部分的老年人每天都要吃三至五種藥，甚至一些老人需要吃七種以上，成為了典型的「藥罐子」。值得注意的是，在這些藥中，種類複雜，有些是醫生開的，也有是一些營養保健品。

研究表明，藥物的不良反應大多數都是由於藥物代謝動力學方面的原因，只有很少的一部分情況是藥效反應。

根據一項調查顯示：藥物的不良反應發生機率，老年人比一般成年人要大得多，因此要十分注意老年人的用藥量宜少不宜多。

在一些情況下，藥物和藥物共同使用也會產生不良反應。

比如：在藥物的配製和服用過程中就有許多禁忌；藥物在對某一臟器疾病進行治療的過程中也會對一些其他的臟器產生影響等等。

許多老年人都患有心臟病、高血壓、風濕性關節炎、糖尿病等身體疾病。這些疾病都屬於慢性疾病，需要堅持長期吃藥。以前有人做了一項針對老年人常用藥的並用研究，有九種藥都是治療老年人常見疾病的主要藥物，結果發現藥物不良反應的發生率是和用藥的總數成正比的。由於許多老人都是同時患有幾種慢性病，在治療的過程中就需要服用大量的藥物，因此一定要注意以下幾點，才能確保用藥安全，減少用藥量。

## 一、需要明確診斷病情後，對症下藥

老年人患上疾病後，要先考慮到疾病的性質和用藥的利弊，以此來確定是否要用藥。如果老年人患上的疾病可以透過合理調理飲食、加強鍛鍊等方式好轉，就不需要服用藥物。比如：在診斷出患有高血脂症的老年人，不要先急著吃各種藥，可以先改變生活方式，健康飲食來調理身體，緩解病情。如果在權衡之後必須要吃藥，也要注意控制用藥量，降低對藥物依賴的心理。

## 二、根據自身身體情況，合理控制藥量

每個老年人的疾病歷史、藥物禁忌及身體狀況都是不同的，針對這種情況，他們對藥物的效應也有明顯的個體差異。

因此，老年人的日常用藥也要具體情況具體分析。在對一

些藥物的使用過程中，要進行仔細觀察和隨時調整。對於藥物的使用也要從很小的劑量開始，一般第一次用藥時，所用的劑量為成年人的四分之一至三分之一，然後根據治療效果及時調整用藥量，直到最低的安全有效劑量為止。尤其是藥物的使用，一定要嚴格遵循個體化原則，合理安排用量和用藥時間，針對一些副作用特別大的藥物，不要等到疾病完全好了在停藥，要在病情好轉的時候，及時停止用藥，不能夠過量，以免人體元氣大傷，產生新的疾患。

## 三、用藥需要精挑細選，藥量需要少

一些老年人在用藥上認為用藥量越多，藥味就越足，效果就越好。這種觀點是十分錯誤的。大多數老年人在這個階段，往往都是中氣不足，身體臟腑都虧虛，部分生理功能減退，已經非常虛弱，無法和年輕的時候相比。這個時候，已經承受不了太大的藥量。因此，選購藥品的時候，不要一股腦的買一大堆藥，而是要精挑細選，選擇最合適的藥，在藥量上，盡量適中，種類上也不宜過多。面對一些老年人同時患有幾種疾病的問題，也要根據疾病的輕重緩急，不能夠急於求成。只有這樣，才能避免出現的一些用藥不良反應，避免因為服藥而造成老年人身體的二次傷害。

## 四、隨時監測用藥情況

大部分的慢性病都需要長期服藥，因此需要隨時監測用藥情況，防患於未然。例如：經常使用抗生素及利尿劑的老年人，需要定期進行肝和腎功能、電解質平衡的監測；一些長期服用氨茶鹼的老年患者需要去有條件的醫院做血藥濃度監測，以便根據血藥濃度來調整用藥的劑量和用藥時間，防止發生不良反應。

### 五、巧用聯合用藥

當老年人在遵循小劑量用藥後效果不佳，為了治療疾病，產生好的治療效果，可以運用聯合用藥的方法，最好是添加一些中藥來促進藥效。比如：當老年人發生水腫時，可以在小劑量的利尿劑中加入中藥溫陽利水或健脾利濕的處方箋來促進治療。這一方法針對一些老年人常患的慢性疾病也有效果，而且盡量使用這種聯合用藥的方法來進行治療。

## 老年人用藥，須注意藥物對其他疾病的影響

就全球來看，這十幾年來人口的結構呈現老年化趨勢，老年人大都存在著許多臟器功能的衰退，抗感染能力也出現了不同程度的下降，各種慢性病纏身，需要服用各種各樣的藥物。

一方面，藥物能夠治療疾病，讓許多老年人擺脫疾病的糾纏；另一方面，由於老年人身體的特殊情況，用藥種類又相對繁雜，可能會導致各種藥源性疾病，甚至誘發或者加重其他疾病。有一項調查顯示，老年人使用藥物的種類越多，誘發和加重其他疾病的概率就越大，比成年人高二至三倍以上。

面對這種隱患，我們在老年人用藥的時候，一定要注意藥物間的相互作用和注意對其他疾病的預防和影響，讓老年人能

夠獲得健康。我們在處理老年人用藥問題的時候，要注意以下幾個方面：

## 一、選擇正確的藥品，避免產生不良後果

人隨著時間的成長，在自然老化的過程中，自然而然會產生許多健康問題，這些問題主要展現在心臟功能的下降、細胞的更新速度變慢、免疫力下降以及一些組織器官儲備能力的下降等等，隨之而來的是各種慢性病、流行病、常見病糾纏著老年人。生病了就需要治療，治療就需要吃藥，吃藥就必須注意要正確選擇藥品，防止誘發或加重其他疾病。比如：許多老年人都有心腦血管方面的慢性疾病，需要長期服用藥物來保證血管彈性和暢通。這時候，如果得了感冒發燒這樣的常見病時，需要使用一些感冒藥來治療。在這個時候，要避免使用含有偽麻黃鹼的藥品。因為偽麻黃鹼可以讓血管收縮，進而加重心腦血管的疾病病情，在這個時候，可以使用一些不含偽麻黃鹼的快克、板藍根等感冒藥進行治療。

## 二、選擇治療針對性強的藥，避免一些沒有必要的聯合用藥

許多老年人病情十分複雜，常常同時患多種疾病，這就給醫生明確診斷造成很大的難度。因此，在準備治療一種疾病，制定治療方案之前，一定要詳細檢查，確定所患的疾病，區分出一些常見病和慢性病，針對當前迫切需要治療的病症進行優先處理，同時還要盡量避免一些藥物的混合使用，進而杜絕藥

物間的相互作用對老年人其他功能和臟器的影響，那些次要的、不必急於治療的疾病則可以暫時不用服藥，確保用藥安全。

## 三、使用劑量對老年人身體的影響

隨著年紀增大，老年人的腎臟功能也會受到影響，腎絲球的濾過率下降。因此，那些需要經過腎臟排泄的藥物需要根據實際情況進行適當的減量。當老人用這類藥物的時候，要避免藥物過量，防止藥物對腎功能的損害，應當在服藥期間定期去醫院進行腎功能的監測。此外，老年人的中樞神經系統已經有了一定的衰弱跡象，發生了一些老化性的改變，導致對抗精神病的藥物敏感度的增強，因此在使用這類藥物的時候也要減量。唯一的例外就是當老年人由於普通的細菌感染造成的疾病時，為了防止這些細菌迅速發而加重病情，在確認病情後應當盡早及時進行定量的抗生素進行治療。

## 四、正確使用抗生素，確保健康

許多老年人由於免疫力下降，體內的菌群經常會發生紊亂現象，容易發生感染。大多數老人在感染後都使用各種抗菌的藥物，這個時候，一部分體內的細菌被殺死，而另一種體內的細菌對該種藥物不敏感，進而大量繁殖，出現菌群交替並產生大量毒素，可以引起假膜性腸炎。這種情況，對於一些患有慢性病的老年人的隱患尤為嚴重。這部分老年人由於多種慢性病纏身，需要長期服用大量的激素，他們在使用抗生素而發生假膜性腸炎之後會引起脫水、電解質紊亂，嚴重的可導致原發病加重或者出現敗血症等。因此，要合理使用抗生素，防止二重感染，保護肝腎功能。

## 老年人服阿司匹林，宜先驗血

許多老年人血壓偏高，在使用一些降壓藥的同時需要經常服用一些阿司匹林。阿司匹林可以降低血小板的聚集，防止血管內出現血栓而造成阻塞，有利於減少心腦血管疾病和預防治療動脈硬化的發生機率。經常服用阿司匹林還可以預防心房顫動、心肌梗塞以及防止一些手術後血栓的形成，還可用於治療不穩定性心絞痛。但是有些老年人在服用阿司匹林的時候會出現出血的情況。

因此，對於這種常見的藥品，在使用的時候也要特別注意，尤其是在第一次使用阿司匹林的老年患者在服用阿司匹林之前，必須先驗血，其主要原因有以下四個方面：

### 一、避免出血現象

由於一些老年人本身由於身體萎縮，體內的血小板本身就很少，聚集能力也比較差，甚至因為其他疾病造成凝血功能低下，在服用阿司匹林後發生出血現象。因此需要服用之前一定要到醫院去檢查血常規，來了解血小板的聚集率、血小板計數和凝血功能。

### 二、減輕對肝腎功能影響

老年人的凝血功能普遍低於正常成年人，而人體的凝血機能和肝臟的功能有很大的關係，在服用阿司匹林後，需要經過肝臟進行代謝，經過腎臟濾過再排出，這就會加重肝和腎的負擔。一些老年人的肝腎功能並不是很健康，屬於肝腎功能不全，在使用阿司匹林後會加重對肝腎的損害。因此，先驗血來了解肝腎功能的情況，再決定是否使用阿司匹林，減少不必要的傷害。

### 三、可以有效衡量阿司匹林的效果

有一部分患者在服用阿司匹林之後，並沒有達到相對的作用，血小板的聚集性還是比較高，出現了所謂的「阿司匹林抵抗性」，這個時候就需要在服用阿司匹林前驗血，經過一段時間的使用後，在進行驗血，將兩次血常規的數值進行檢查比對，進而確定效果。如效果果不明顯或者完全沒有效果，就說明患者屬於對阿司匹林存在抵抗的人群，不適合繼續使用阿司匹林，需要在醫生的指導和建議下改用其他降低血小板聚集的藥物。

### 四、確定用藥劑量，保證效果

有一些老年人，患有諸如糖尿病、高脂血症、冠心病、動脈硬化等多種心腦血管方面的疾病。這類老年人，血管黏稠率極高，血小板大量聚集，隨時都有形成血栓的危險。這個時候，透過用藥前的血液檢查，就能夠根據幾項指標來確定阿司匹林的使用劑量，有利於保證效果。

此外，阿司匹林對胃腸有一定的刺激作用。因此，老年人在服用阿司匹林的時候，還需要注意對腸胃的保護，可以先到醫院做腸胃的檢查，確定沒有潰瘍和其他出血性疾病之後再服用。在服藥期間如果感到腸胃不適，可以服用一些胃黏膜保護劑，比如硫糖鋁錠，以此來減輕阿司匹林對腸胃的刺激，防止產生出血症狀。但是如果出現腹痛、大便發黑、牙齦出血、皮膚淤斑等症狀時，就必須停用阿司匹林，迅速就醫。

## 老年人使用利尿劑，宜注意的事項

利尿劑可以治療高血壓，尤其適用於治療輕中度的高血壓、老年人單純收縮期高血壓以及一部分高血壓合併性心力衰竭患者。

許多老年人都患有不同程度的高血壓和心力衰竭，需要長時間服用利尿劑。透過許多臨床上試驗，利尿劑具有非常顯著的降壓效果，特別是在聯合用藥時，其他單獨的降壓藥沒有治療效果時，加用利尿劑，可以產生很好的療效。

由於大多數利尿劑的使用人群都是老年人，因而針對老年人這一特殊的群體，鑒於他們的生理特點，在使用利尿劑的時候，一定要注意以下幾點：

### 一、謹慎使用利尿劑

首先，老年人在長期使用利尿劑後，很容易導致一些藥源性的相關病症發生，比如低鉀血症、低鈉血症。根據一項調查顯示：在一百個長期使用利尿劑的老年患者中就有二十例患上低鈉血症，占到百分之二十，患上這種病症將會讓老年人更加衰弱，繼而產生一系列的副作用。這類老年患者往往常常感到頭暈無力、低血壓、意識模糊、暫時性輕度偏癱、經常性跌倒和驚厥等等。而由於使用利尿劑而患上低鉀血症的老年人占到了調查人數的百分之五。發生低鉀血症的老年人，輕則身體乏力、腹脹、心率加速，嚴重的可能會導致心律失常，造成生命危險。此外，一些老年人可能還同時由於心功能衰竭而服用一些強心藥，低血鉀症能夠加重強心甙類藥物的毒性，而發生藥物中毒。這些都嚴重影響了老年人的身體康復。

老年人長期使用利尿劑後，很容易使自身的血液黏稠度增加，引起老年人中風的機率增加。而且，隨著身體機能的衰退，臟器的功能儲備也開始減退，利尿劑的使用極大的加重了腎臟的負擔，容易誘發腎前性的尿毒症。此外，對於一些老年女性，在使用過多的利尿劑可能會繼發一些代謝的副作用，增加患上高尿酸血症的危險性。而高尿酸血症能夠引起痛風，讓這些老年患者增加更多的痛楚，造成很大的傷害。

最後，許多臨床研究表明，長期使用利尿劑後，這些老人體內的糖代謝系統產生了很大的影響，這造成的後果是很容易導致糖尿病的發生，並且又增加他們患上膽囊炎和急性胰腺炎的危險。對於一些身體虛弱，活動不便的老人來說，長期的臥床會導致膀胱脹力的增高，當他們使用利尿劑後，很有可能引發尿失禁，老年人使用速尿這類利尿劑時還有可能引起耳聾。

看來，老年人在選擇利尿劑進行治療時，一定要做好相對的檢查和準備，慎重使用利尿劑，以免得不償失。

## 二、服用利尿劑的時候切忌偏食

老年人在長期服用利尿劑時，會出現低鉀血症，出現肌肉無力、站立不穩、氣脹、便祕以及各種心律失常的症狀，甚至會引發腎功能障礙。所以，經常服用利尿劑的老年人需要注意飲食，補充足量的鉀，在服藥期間，合理搭配飲食。

大多數老人都過度偏信中醫的進補之法，平時的飲食也是以清淡為主，更是不會吃一些涼性的藥物和食物，生怕自己吃錯了東西引起疾病。這種過度謹慎的思想反而不利於服藥期間鉀的攝入量，因此在服藥期間一定要注意飲食，多補充一些富含鉀的食物。含鉀豐富的食物主要有各種豆類、魚類、海鮮、香蕉、香菇、花生等。此外，還可以口服一些補鉀的沖劑或藥品，不過一定要遵照醫囑，以防產生藥物的相互作用，造成意外。

透過補充鉀，就能夠預防或者治療由於使用利尿劑缺鉀引起的電解質紊亂而產生的副作用。

## 三、其他的一些注意事項

（一） 老年人在使用利尿劑時，注意不要和一些含有利尿劑成分的應避免與含有利尿劑成分複方降壓製劑一起使用，防止加重利尿劑的副作用。

（二） 許多老年人都是長期使用利尿劑的，鑒於利尿劑的特點，需要定期到醫院去檢查相關的指標，及時發現問題，減少利尿劑副作用的傷害。

（三） 在服用利尿劑期間，如果患上了急性或者慢性腹瀉，都應該停止使用。這是由於在腹瀉的時候，會導致血液濃縮，黏稠度升高，使用利尿劑會使血黏度指標更高，可以造成血栓，誘發心肌梗塞。

（四）　老年人由於身體機能下降，保留鈉的能力降低，會讓體內的液體量減少，在服用了利尿劑之後，會導致體內各個器官的供血量不足，造成直立性低血壓的狀況。因此，需要透過對病症的監測，確定和調整最小有效使用量。

（五）　在晚上不適宜服用利尿劑，一方面是由於人在夜晚血液的流速會變慢，黏稠度升高，在使用利尿劑之後，使血液更為黏稠，容易誘發血栓；另一方面，在晚上服用利尿劑，會讓患者小便次數增加，影響自身和家人休息，間接造成血壓升高。

（六）　注意利尿劑與一些藥物的相互作用：

1. 與降血糖藥合用，會減弱降糖藥的藥效，需要根據血糖的水準來調節降糖藥物的劑量並且適當補充鉀；
2. 與阿司匹林一起使用導致降壓效果下降；
3. 與一些調脂藥合用，能夠降低療效，盡量在服用降脂藥前一個小時或者後四個小時再服用利尿劑；
4. 與血管緊張素轉換酶抑製劑和血管緊張素受體拮抗劑一起用的時候，可以增加降壓的效果，有利於治療。

# 老年人服用降壓藥，宜改正的錯誤用法

大多數老年人都有高血壓的困擾，每天都需要吃著各類的降壓藥治療和控制。目前市場上降血壓的藥物魚龍混雜，名目繁多，因此老年患者需要特別注意。

如何選擇合適的降血壓藥，並採用正確的方法服用藥物已經成為影響老年患者高血壓疾病療效的重要因素。在這些老年患者當中，有許多老年人不知道選擇合適的藥，加上用藥的方式也不合理，導致療效甚微，延誤了病情，嚴重的還有可能引起不良反應造成更大的傷害。

在此，為了老年人早日控制病情，需要明確自身用藥的不合理之處，總結如下：

## 一、單一品種的大劑量用藥

許多老年人往往患了高血壓之後選擇一種藥物治療，覺得有些效果就不再選擇其他品種的降壓藥物。殊不知，他們的身體對於長期單一的使用這種藥會產生一定的抗藥性，降低藥物的治療效果。此外，許多老年患者存在「藥量足，療效就好」的錯誤思想，往往會在每次服藥時不自覺的增加劑量，這種做法的後果是極其容易產生不良反應。面對這種情況，正確的做法是根據醫囑適當使用一些藥理作用相同的藥物進行聯合用藥，以促進療效。

## 二、選擇不合理的藥物

病是一樣的病，但是生病的老人身體情況各不相同。許多患者在高血壓的成因、年齡、性別、合併症、病況等的個體差異性比較大，所以老年人在患上高血壓之後，不能隨意去藥局憑自己感覺和熟悉程度去買藥，也不能效仿周圍的病友用藥，而是應該去醫院進行全方位的檢查，然後在醫生的指導下，制定一套符合自身的用藥方案，確定用藥種類和劑量。

## 三、不了解自身的血壓狀況

許多老年人由於自身文化限制或者對一些血壓常識的認識不足，導致延誤病情的嚴重後果。因此，人一旦步入老年，就更加需要注意自身的健康問題。患上高血壓之後，需要定期去診所或醫院測量血壓，隨時記錄自身的血壓數值，做到心中有數，並且可以根據幾次測量的數值變化來調整用藥的劑量。老年患者由於自身身體虛弱，宜先用小劑量，逐漸加大到有治療效果為止，這樣才能讓血壓長期維持在正常水準，也不至於多吃了許多藥，花了冤枉錢。

## 四、降血壓不可急於求成

許多老年患者在患上高血壓之後，只為了能夠治好病，也不管自身血壓是否只是偏高，急於買大量降壓藥服用。所謂物極必反，大量的吃降壓藥反而會讓患者產生嚴重的健康隱患。臨床研究表明，短期內降壓不宜超過原來血壓的百分之二十，否則短時間內血壓突然下降過大會導致心、肝、腦、腎等身體重要器官因為供血不足而發生功能性障礙，造成嚴重的後果。

## 五、憑感覺隨意用藥、間斷用藥

許多老年高血壓患者由於自身的局限性，對相關知識的了解不足，常常會憑自身感覺行事，這是十分錯誤和危險的。比如：有些老年人在診斷出高血壓之後，習慣在血壓升高的時候服藥，血藥降低立馬停止用藥，這種臨時抱佛腳的後果就是他們的血壓總是降不下來，病情反反覆覆，徒增不必要的麻煩。

還有一部分患者感覺高血壓的一些症狀消失就認為並治好了，便不再服藥，這樣也是危險的做法。因為高血壓常見的病狀反應和血壓數值的高低並沒有直接的關係，也就是說，當患者感覺不到高血壓的症狀時，並不意味著血壓是正常的。如果患者在這個時候間斷用藥，極容易讓病情加重，血壓得不到藥物的有效控制，造成心力衰竭、心肌梗塞、腦梗塞或腦溢血、冠心病、腎功能不全以及尿毒症等併發症，造成生命危險。因此，大多數高血壓患者需要長期不間斷的用藥才能保持血壓在一個恆定的正常數值範圍之內。

## 六、服藥後馬上睡眠

許多老年人為了省事，把藥物都放在床前的桌子上，在睡覺前吃了藥就睡覺。這看似沒什麼問題，實則暗藏重大的隱患。正常人在晚上進入睡眠之後，一部分器官也進入休息狀態，心跳變慢，人體的血壓比白天的時候下降了將近百分之二十。如果，患有高血壓的老年人在睡前吃下降血壓的藥物，很容易造成血壓數值大幅度下降，造成身體重要器官供血不足，嚴重的話還有可能誘發心肌梗塞和腦血栓。為了防患於未然，老年患者需要謹記不要在睡前服降壓藥。如果要服用，最好在早晨起床之後或者當天最後一次服藥應當安排在睡覺前 3 至四小時為宜。

### 七、過度依賴藥物治療

許多老年患者拿到降壓藥之後，就像遇到救星一樣，認為只有這些藥物才能治療他們的高血壓。其實，「是藥三分毒」，哪怕是副作用再小，長期服用後對身體也是有一定的影響的。因此，不能過度依賴藥物的治療，在服藥期間還可以採用一些措施進行輔助治療。比如：日常飲食中注意降低食鹽的攝入量、適度增加高鉀和高鈣食品的補充、避免暴飲暴食、戒菸限酒、適度的運動健身等。只有培養了良好的生活方式並保持積極樂觀的生活態度，才能夠促進藥物的療效，保持血壓的平衡。

## 不同失眠症，宜配不同安眠藥

年齡越大，神經細胞就會越來越少，睡眠時間也越來越短，這是一種生理發展趨勢。而且，許多老年人都有各類疾病，造成腦供血不足以及一些心理因素，這些都會引起睡眠障礙，失眠成了許多老年人倍感煩惱的大問題。

失眠已經作為一種常見精神疾病，成為社會各界普遍關注的一大熱門話題。而且，精神疾病的人數呈明顯的遞增趨勢，這其中就有大量的老年失眠患者。失眠的治癒率低，而且很容易復發，許多老人在遇到失眠困擾的時候，往往會選擇安眠藥來輔助睡眠。

鑒於這種情況，安眠藥的使用也是需要值得許多老年人注意的。目前對於安眠藥的使用，存在著兩種比較極端的態度：一是過度依賴，每晚必須吃安眠藥才能保證入睡；另一種是不敢用，即使已經發展到很嚴重的失眠，也不敢吃安眠藥。其實，短暫性的失眠不一定需要吃安眠藥，注意身體調理和休息就能夠緩解症狀，如果長達半個月以上的持續性失眠就必須去醫院看病吃藥了。

所有的安眠藥，如果長期使用，不光身體會產生抗藥性，影響治療效果，而且還會帶來嚴重的副作用。此外，許多老年失眠患者大都是憑自身狀況去藥局購買安眠藥，至於選擇什麼類型的安眠藥、服用時間以及藥量都不是特別的清楚，因此為了安全起見，需要去醫院，由醫生在診斷之後，指導用藥。

不同的失眠症，所選用的安眠藥也是不同的，下面作簡單介紹：

## 一、入睡困難的患者

有些老年人非常難以入睡，一旦入睡，睡眠品質還是不錯的。這類入睡困難的患者需要的是快速入睡，因此要選用超短效類的藥物，這類藥物的半衰期很短，在半小時至三小時之後，就會失去藥效，因此病人見效時間也短，病人在服用之後很快就能進入睡眠狀態，且第二天起床的時候不會頭腦昏沉、產生喝醉酒的感覺。

## 二、睡眠多夢、品質差的患者

許多老年人在睡覺之後，往往不能一直處於淺度睡眠，很難進入深度睡眠，維持睡眠十分困難，稍微有風吹草動，就會醒過來。在睡眠過程中，經常會做惡夢，導致睡眠品質極差。對於這類病人可以選用短效或者中效的失眠藥物，由於這類藥物的半衰期較長，持續效果可以達到六至八個小時，因此服用後能夠縮短進入睡眠的時間，加深慢波睡眠。

## 三、早醒失眠的患者

許多老年人睡眠的時間極短，往往入睡不久就早早醒來，沒有了睡意，長期以來必然對其身體產生很大的危害。對於這類早醒的失眠病人，需要採用中效或者長效類的藥物，這種類型的半衰期很長，持續時間能達到十二至十五小時，這樣的話就能夠延長患者總的睡眠時間，保證患者有足夠的睡眠，這類藥物主要有硝基安定等。

## 四、其他一些注意事項

**(一) 大多數安眠藥使用多了都會上癮，需要憑醫生處方限量使用。**

一般情況下，連續服用一種安眠藥不能超過四個月，以減少患者產生抗藥性和對該類藥物的依賴性。盡量在醫生的指導下選擇別的藥物進行治療。

**(二) 不可以用安定錠作為失眠藥物**

有許多老人家中常備安定錠，他們認為安定錠也可以作為失眠藥來使用。其實不然，安定錠雖然起效比較快，但是它的半衰期比一般的長效失眠類藥物還長，達到二十個小時以上，所以這些老年人在當天晚上服下安定錠入睡後，第二天早晨反而難以正常起床，腦袋也會昏昏沉沉，所以這種藥並不適合用於治療失眠，相反在白天用於焦慮症狀。

**（三）安眠藥使用的一些副作用**

1. 較長時間使用安眠藥，會發生延續效應，在第二天早晨起床時出現頭暈、精神不振、睏倦嗜睡等現象。服藥的老年失眠患者，不可以駕駛車輛或者操縱機器設備，注意上下樓梯安全，以免發生意外。
2. 注意與其他類藥物的相互作用，造成不良反應。臨床研究表明，一些中樞抑制藥物與失眠藥合用時，會增強對中樞神經的抑制作用，比如抗組織胺藥、乙醇以及止痛藥等，與這些藥一起用的時候，一定要注意用量，防止出現嚴重效果。
3. 一部分老年人在使用安眠藥後會出現意識模糊的狀況，因而需要經過醫生檢查，並嚴格按照醫囑慎重使用安眠藥。

## 老年人用藥有「四忌」

人一旦步入老年，隨著一些器官、組織結構的退化，人的免疫力下降，容易患上許多疾病，影響老年人的健康。許多器官功能性的退化又會導致老年人對一些藥物的不良反應。因此，為了能夠保證疾病能夠得到很快治癒，也為了減少因藥物的不正確使用引起的併發症，老年人用藥需要格外注意。

老年人在用藥方面有諸多禁忌，總結起來，有以下「四忌」：

## 一、忌濫用止痛解熱藥

許多老年人由於身體衰老，骨關節也會發生退行性病變，容易患上腰腿痛、關節痛、背痛等病症，需要長期服用一些止痛解熱的藥物來治療發炎，緩解疼痛。其實，由於這類藥物的副作用非常大，如果老年人長期服用，很有可能對身體造成更大的傷害，得不償失。因此，老年人不適合長期用這類藥物，如確實需要使用的，可以減少用藥的劑量或者延長用藥時間，以減輕這類藥物對身體的影響。

## 二、忌長期大量服用瀉藥

人一到老年，牙齒退化後，就不喜歡吃一些粗糙的食物，往往做得十分精細才能下口。這些食物大都是缺少膳食纖維，加上吃飯吃得少，喝水不足，生理上腸的蠕動變緩、直腸肌肉萎縮等原因或導致糞便會在腸道內產生硬結、停留時間過長，產生經常性便祕的症狀。此外，一些心理和疾病因素也可導致老年人便祕。因此，許多患有經常性便祕的老年人會長期服用瀉藥緩解症狀。

殊不知，瀉藥的主要成分為液體石蠟，經常使用可以影響鈣和磷的吸收，並能夠造成脂溶性的維生素 A、D、E、K 的缺乏，導致一些相關缺乏症的發生。鑒於這一點，老年人不適宜長期服用瀉藥，可以透過合理飲食，適度鍛鍊，養成定期排便的習慣並且多喝水，實在需要的時候可以採用開塞露等藥物進行治療，以此來減輕老年人便祕的痛苦。

## 三、忌隨意服用安眠藥

許多老年人對失眠和安眠藥的認識不足。其實，一方面，由於生理機能的退化，神經細胞的減少，可能會導致大多數老年人入睡時間延長，深度睡眠時間縮短，總體睡眠時間減少。這些情況都是老年人正常的生理現象，不要認為自己已經患上了失眠症，造成不必要的焦慮；另外一方面，由於精神、心理、疾病以及氣候變化等因素也會影響老年人的睡眠，造成病理上的失眠後，就一定要及時使用安眠藥進行治療。

由於大部分安眠藥的半衰期較長，老年人對藥物的分解排泄較慢，長期服用可能會導致依賴性，對服用安眠藥上癮，所以需要遵照醫囑，嚴格控制使用量。因此，安眠藥只可以短期使用，並且需要減少使用劑量，由於病情嚴重，需要長期服用的，也必須定期更換安眠藥種類，減少對安眠藥上癮的危險。

## 四、忌濫用抗生素

### (一) 抗生素不是萬能的

由於許多老年人都有一些慢性的身體發炎，因而許多人都在藥局買了許多抗生素以備不時之需。其實，抗生素也並不是萬能的，它只對細菌性的感染有效果。還有個別的抗生素僅僅只對特定的幾種細菌性感染有效。此外還需要注意的是，抗生素對於病毒性的感染一般是沒有任何效果的。而且一些細菌性的感染，也不是所有抗生素都能達到效果，所以老年人在身體有發炎之後，應當及時就醫，由醫生開出處方箋再買合適的藥物進行治療。

（二）抗生素的不良反應

抗生素的運用不當除了會延誤病情，也可能會造成一些不良反應。常見的有使用青黴素 G 鈉鹽和青黴素 G 鉀鹽兩種藥物可能會導致嚴重的不良反應。據臨床研究反映：老年人大量使用青黴素 G 鈉鹽，會造成腎功能減退，進而加重心臟的負擔，嚴重的可能會誘發心力衰竭；腎功能不全的老年患者在長期使用青黴素 G 鉀鹽，則會可能導致高血鉀症，有心臟驟停的危險。還有一些諸如鏈黴素、卡那黴素以及慶大黴素等氨基糖甙類抗生素，老年人使用的時候容易產生腎毒性或耳毒性損害。

此外經常使用氯黴素的老年人，患上再生障礙性貧血的概率大大高於正常人。而那些經常會使用紅黴素的老年人更容易造成肝臟方面的損害。所以，老年人在使用抗生素的時候，需要謹慎選擇，不可濫用。

## 老年人忌重複用藥

一些老年人由於患上多種慢性病，需要長期服用各種藥物治療病症。一些藥物的運用非常講究，如果錯誤用藥可能會造成其他危險，生活中，一些老年人因為錯誤用藥引發一些併發症而對身體造成損害的例子比比皆是，在這些情況中，尤其以重複用藥最多。

老年人重複用藥的原因，主要有以下三個方面：

## 一、許多老年人同時患有幾種疾病

根據一項醫學機構的調查顯示，六十五歲老年人同時患有兩種以上疾病的概率有百分之八十五，患有三種以上疾病的也達到了百分之五十六。由此可見老年人身兼多病這種現象的普遍性。而且這些病症大多數是慢性病，比如高血壓、糖尿病、慢性支氣管炎等病症皆屬於此列。患的病多了，需要服用的藥物種類就多，有一些藥物具有相似的功效，比如治療高血壓的利血平屬於降壓藥，但是也可以增強胰島素的降糖作用，降低血糖的含量。如果這時候，這個病人還患有糖尿病，需要使用一定劑量的胰島素來降糖的話，就會產生嚴重的低血糖反應，造成很大的危險。

## 二、治病心切，到處投醫

許多老年人十分注重自己的身體健康，一旦患上一些慢性病後，由於治病心切，到處投醫，接受不同的醫生的治療。由於醫院的規模和發展條件限制，對於病人病歷還沒有做到共通。因此，許多醫生並不能掌握病人的全部病情和病歷資料，很容易在診斷後開出和其他醫生相同或者相似的藥物，這樣做的結果就是容易導致老年人重複用藥。

## 三、藥品名稱複雜多樣，混淆視聽

由於大都是慢性病是需要長期服藥的，因而在診斷出疾病之後，由患者自行購買所需要的藥物。但是當老年人自己去藥房買藥的時候，大都會受到這個問題的困擾，那就是治療同一種病症的藥物種類繁多，而且大多數老年患者也不知道藥物的具體成分，以至於在眾多包裝下失去購買的目標，造成重複用藥。

由此看來導致老年人重複用藥的原因還是多種多樣。老年人由於重複用藥產生的最大危害就是會增加藥物的不良反應，其引發的併發症甚至會導致生命危險。因此，老年人在診斷出病情後，一定要堅持少而精的原則，盡量避免重複用藥所帶來的危害。

那麼，如何才能避免重複用藥呢？對此也總結如下：

## 一、分清輕重緩急，合理用藥

對於這些同時患有幾種慢性病的老年人，在治療過程中，一定要做個全面的檢查和診斷，以此來分清自身疾病的輕重緩急和主次，有了了解之後，先治療急病和主要疾病，再治療緩病和次要疾病，尤其是一些僅僅需要合理飲食、適度鍛鍊練就能緩解症狀的疾病，完全可以先不用藥物治療。只有做到這些，才能避免幾種病同時治的不合理情況。

## 二、養成閱讀使用說明書的習慣

老年人在拿到藥品之後，不要只顧吃藥而忽略了說明書。藥品說明載了藥物的成分以及一些禁忌事項。所以，老年人應該養成在使用各種藥物之前認真閱讀說明書的良好習慣。尤其是遇到需要同時服藥的狀況時，更要注意說明書上的藥物成分和藥物作用，如果遇到一些成分相同或者相互影響的藥物時，一定不要嫌麻煩，應該及時諮詢醫生，根據醫生的指導來決定服用與否和服用劑量的多少。

### 三、控制藥量，確定最低安全有效維持量

老年人由於身體重要器官功能下降，服用的藥物大都需要經過肝臟和腎臟的濾過和排出，因此會基本上加重相關臟器的負擔，而且身體對藥物的吸收、代謝和排泄能力減弱會造成不良反應的增加。針對這種狀況，老年人用藥時，應該摒棄「藥量足，療效才好「的錯誤觀點，用藥應該從小劑量開始，然後逐漸加量，直到確定最低安全有效維持量，不再加量。只有這樣，才能夠讓老年人的身體經受得住藥力，減少不良反應的發生機率。

## 老年人忌依賴藥物

人隨著年齡的增大，在步入老年後，細胞的更新速度和活性減弱，腦、心、肝、腎、肺等重要器官的功能也在不同程度的衰弱。隨之而來的各種疾病也趁虛而入，侵襲著老年人的身體。大多數老年人都患有兩種以上的慢性病，這些疾病需要老年患者長時間的服用多種藥物進行治療，而身體機能的衰弱導致老年人用藥需要格外謹慎。

老年人在需要服用藥物之前，需要嚴格遵照醫囑，切忌自行決定服藥。因為老年人生理特徵已經發生了變化，對藥物的

耐受、解毒、吸收和排泄以及抵抗藥物發生副作用的能力大大不如年輕人。因此對於經常服藥的老年人來說，藥物成分很容易在他們體內蓄積，造成中毒。

老年人為了防止過度依賴藥物而造成危險，需要注意以下幾點：

## 一、根據疾病類型選擇用藥有否

並不是所有的疾病都需要使用藥物才可以治好的，許多非藥物的治療方案同樣可以達到預防疾病、治療疾病的目的。此外，許多老年人喜歡用一些藥物來做一些醫療保健，想讓自己更加健康長壽。殊不知，大量使用藥物會讓體內毒素增加，反而不利於身體健康，嚴重的話還會對身體造成損害。因此，老年人如果確實需要一些保健，維持身體健康，需要避免使用藥物，採用飲食療法、體育療法、針灸按摩、理療、推拿等非藥物方式，這樣才能基本上避免了藥物對身體的傷害。

## 二、需要服藥時的正確用法

有些老年人患上了比較嚴重的慢性病，確實需要長期服用藥物來進行維持和治療。在這種情況下，一定要注意那些副作用比較強，容易產生不良反應的藥物，一定要嚴格按照醫生規定使用。這類藥物存在著很大的安全隱患，即使是急需此類藥物進行治療，也應當盡量減少劑量，或者改用一些療效稍次，但是安全程度高的藥物進行替代。例如：一些老年人會患上慢性的腰腿痛、關節發炎、肩背疼痛，往往會苦不堪言，這時候也要注意消炎止痛藥的使用，盡量避免服用保泰松及吲哚美辛。因為這兩類藥物雖然具有很強的抗炎作用，但是其不良反應嚴重，現在已經很少使用了。此外，就是一些普遍的解熱止痛藥，也一定要注意減量，防止因為藥物作用而大量出汗，甚至會造成虛脫。

## 三、常見病少用藥

人一到老年，由於各系統身體功能的減弱，患上失眠和便祕的風險也就更大。大部分老人都受到失眠和便祕的困擾。

就失眠而言，它是由於老年人神經細胞變少，睡眠的時間減少加上其他一些疾病、氣候、精神等因素造成的。預防和治療失眠絕對不可以長期依賴安眠藥。而應當採取一些別的非藥物治療方法，因為許多安眠藥都具有很強的上癮性，經常使用易上癮，而且不良反應發生率也比較高。故老年人在失眠時，如果病情嚴重，則需要服用安眠藥，一般情況下，只需要透過注意生活規律、適度鍛鍊放鬆身心、睡前排除雜念，就可以遠離睡眠困擾，正常入睡。

老年人便祕也不需要經常服用瀉藥。大多數瀉藥的主要成分是液體石蠟，長期使用將造成嚴重的副作用，導致身體大量缺水，造成嚴重的併發症。對於便祕，我們可以採用簡單易行的飲食療法，在早晨起床的時候空腹喝半碗淡鹽開水或者蜂蜜水，平時飲食多吃一些瓜果蔬菜和植物油，並且適度鍛鍊，定時排便，基本上可以解除便祕的狀況。如果效果不好，迫不得已可以使用開塞露，解決便祕問題。

### 四、少服用滋補藥，多注重飲食

許多老年人十分看重自身的身體健康，稍有風吹草動，就大張旗鼓的使用各種藥物治療，就是平時身體健康的時候，也大量服用滋補藥來延緩衰老，希望自己長命百歲。其實，要想永不衰老是不可能的，服用滋補藥也僅僅達到一點點延緩衰老的作用。老年人想要健康長壽就必須注意日常的飲食，並且經常鍛鍊身體，心胸豁達，保持一個愉快的心情。有句古話說得好：「多服人參、鹿茸，不如多吃瓜果蔬菜。」這是有一定道理的，滋補藥也是藥物的一種，多服用也未必是好事。因此，老年人想養身，注意平時飲食就可以了，而不是過度使用所謂的滋補藥，這才是老年人應該踐行的正確做法。

## 老年人用藥，忌不減低劑量

老年人由於生理原因，身體的一些機能開始走向衰弱，比如吸收、代謝、濾過的功能減弱。這些對於服藥期間的老年人所帶來的影響尤為巨大。一些藥物在血液中的半衰期延長，藥物排泄緩慢，導致體內藥物的蓄積，容易發生不良反應，甚至是藥物中毒，進而帶來嚴重的藥源性損害。因此，老年人在使用許多對藥物的時候，一定要嚴格控制服藥量，比成年人的劑量明顯減少為宜。

此外，目前大多數藥品的說明書在說明使用劑量時，也不詳盡，大多數都是以成年人劑量為標準，老人的用量沒有具體劑量，造成一些老年人多服藥物的情況。

因此，為了確保老年人用藥時的劑量安全，防止劑量過大造成的嚴重後果，需要注意以下幾點：

## 一、按年齡層確定服用劑量

大都是說明書上標明的藥物劑量指的是成年人的用量，這些劑量並不完全適合老年人。對於老年人來說，老年人的服藥劑量，應該在參考藥品說明書上成年劑量按照自身年齡進行靈活調整。具體數值參考如下：六十歲的老年人用藥劑量為成年人用量的三分之一；七十歲的老年人用藥劑量為四分之一；八十歲及以上的老年人不應該超過成年人用藥劑量的五分之一。

## 二、處理好不知採用何種用藥標準的情況

許多老年人在面對藥物說明書時，往往會發現說明書上有老年人的用藥量，而且用藥的劑量同按年齡推算出來的劑量有很大的出入的時候，切忌自作主張，隨意服藥。在這個時候，需要按照說明書標明的最小劑量服用，或者可以向醫生進行諮詢後在確定用藥劑量，確保萬無一失。

## 三、注意藥品的計量單位

老年人在按照說明書提示的藥量服用之前還需要注意說明書上藥品的計量單位。目前，藥物市場上的大量藥物的計量單位都是以克為單位。所有的粉劑都是用克表示的，比如高錳酸鉀粉兩克、硼酸粉三十克等等。此外，單錠的藥物也多用克，因為，大多數藥錠的大小不一，藥物的含量也不同，例如維生素 E 錠，有些是五毫克一錠的，也有二十毫克一錠的，差別極

大，需要注意。即使老年人減低劑量服用時，也應認真查看藥物的計量單位，以免錯看單位，造成嚴重後果。

## 四、不減低劑量產生副作用

近些年來，老年人因為服藥過量造成的副作用和藥物蓄積產生的不良反應的例子屢見不鮮，給許多老年人帶來了不小的危害甚至是生命危險。在社會上也引起了很大的反響，醫藥專家也是呼籲加強對老人用藥劑量的監督和控制，防患於未然。

大多數老年人隨著重要器官的衰弱，身體機能也受到很大的影響，體內的平衡能力也減弱，在正常劑量服藥的情況下已經容易產生許多藥物的副作用和其他不良反應，如果不減低劑量長期服用，將會造成更為嚴重的傷害。例如：在維生素 A 的使用上，老年人如果不注意減少劑量而過度服用的時候會導致嗜睡、眩暈、頭痛、嘔吐等顱內壓增高症狀以及一些搔癢、皮疹等急性中毒的症狀。

## 五、針對老年人的生理特點，需要小劑量服藥

### (一) 肝臟功能衰退

人一變老，肝臟功能受到很大的影響。許多藥物需要經過肝臟進行結合、水解、氧化還原和酶誘導等方式進行轉化，以此來減低血藥的濃度和促進藥物的排泄。而老年人肝功能減弱後，藥物在肝臟代謝時延緩了速度，血藥溶度不易降低而蓄積，增加藥物副作用的風險。

### (二) 腎臟濾過功能降低

老年人的細胞活性降低，更新速率也會變慢，腎絲球數量減少造成腎功能下降。許多藥物需要經過腎絲球濾過，最終由腎臟排泄，如果腎絲球數量不足，濾過率減低，藥物的排泄速度也會延緩，造成藥物副作用。

## 高血壓病用藥，切莫走入盲點

對於老年人來說，血壓變高使他們最擔心和頭疼的一個大問題，許多老年人都是經常去醫院測量血壓，深怕自己患上高血壓。其實高血壓是一種常見的多發病，是一種慢性病，需要病人規範治療和堅持長期服藥。

由於高血壓是一種慢性病，所以根據患者的病情以及相關人體器官的損害情況可以把它分成三期，患者處在不同期內的用藥也各不相同。許多老年患者在患上高血壓之後，沒有按照醫囑服藥，或者採用一些偏方所採用的藥物。面對這些不正確的用藥情況，老年患者很有可能出現長期服藥而沒有治療效果的情況，甚至會出現不良反應，延誤或加重病情。

日常生活中，還是有一些高血壓患者在服藥治療期間，沒有採用正確的服藥方法，這樣的話，就會給病人的身體健康留下隱患，可能會導致嚴重的後果。所以，為了有效的控制血壓，減少併發症，一定要注意採用正確的服藥方法。下面就介紹一下常見的幾種用藥盲點，以供讀者參考：

## 一、血壓一降就停止服藥

許多老年患者由於身體或者其他因素，行動不便，很少主動去醫院測量血壓。在這種情況下，這些患者在經過一段時間的藥物治療之後，高血壓的症狀一旦好轉，血壓也恢復至正常水準之後，就理所當然的認為高血壓已經治好了，不需要再服藥了，而且也沒有定期去醫院測量血壓值。結果，過了一段時間，血壓又升高了，高血壓的一些症狀又出現了，於是又開始服用降壓藥。身體在遇到血壓升降頻繁時，所受到的危害是很大的，很有可能導致病情惡化。而且，在這種不正確的用藥方式下，身體很容易出現抗藥性，延誤進一步的治療。

## 二、依靠自我感覺服藥

這部分患者平時也不去醫院測量血壓，知道自己患上高血壓之後，就去藥局買一些降壓藥，憑自己的身體感覺來服藥，而且用藥量也是時多時少，症狀輕微就少服藥，一旦出現頭暈、頭痛等常見症狀的時候就盲目加大藥量。其實不同人患上高血壓的病狀是不一樣的：有許多患者即使血壓很高也不會產生不適的症狀；有些患者僅僅是血壓不穩的時候就會出現一些不適症狀。因此，老年人在知道自己患上高血壓後，千萬不要依靠自己的感覺服藥，而是要定期去醫院測量血壓，在醫生的指導和建議後服藥，這樣就能夠穩定血壓，避免加重病情。

## 三、使用別的患者的藥品

由於高血壓是老年人常見的一種慢性病，因而許多老年人的一些朋友也很有可能患上高血壓，於是就會產生分享藥品的情況。其實，醫生在給病人開的處方藥，都是經過嚴格的診斷，再結合病人自身的身體狀況開出來的處方箋，具有很強的針對性。如果這種藥物給別人分享，往往並不能達到預期的效果。例如：有些人在服用常見的降壓藥硝苯地平時會出現臉色潮紅浮腫、頭痛等不良反應，而有些人卻完全沒有這些症狀。所以，開出的處方箋是針對每個人身體狀態和病情個性設置的，不可以和人分享藥品。為了防止出現藥物的不良反應，老年患者最好在患上高血壓之後，去正規的醫院進行診斷治療，千萬不能看到朋友跟自己狀況相同就拿朋友的藥品救急。

此外，降壓藥也是各有特點，種類多樣，高血壓患者在選用降壓藥的時候，既要選擇降壓效果好的藥物，又要考慮藥物是否符合自身的身體狀況且副作用較小，服用方便。

## 四、睡覺之前服藥

根據臨床研究表明，高血壓患者在一天的不同階段，血壓的數值是有一定的變化規律的：早晨，患者在起床之後血壓的變化最大；中午過後，血壓值會自動慢慢下降。因此，許多老年患者在早晨容易出現腦出血，在晚上則是腦缺血，這二者都是腦中風的一種類型。為了防止出現不良反應，高血壓患者選擇的服藥時間避免在睡前，如果確實需要的，也要保證是在睡前的三、四個小時以上服用。

## 五、降壓過快或過低

許多老年患者由於治病心切，在患上高血壓之後，希望自己的血壓降得越快越好。這種認識是錯誤的，血壓降得過快或者過低會造成血壓不穩，讓病人感到乏力、頭暈，甚至會產生腦血栓，誘發腦梗塞的嚴重後果。此外，許多患者在經過很短時間的治療後，沒有看到明顯的效果就急於更換其他的藥品。其實，大多數降壓藥都是長效的，在使用半個月左右才能達到一定的效果，如果想要在服藥後立馬見效，這也是不可能的。

## 六、一味追求血壓的正常數值

對於許多老年人來說，血壓偏高是他們特別擔憂的，但是還是有一定程度的好處的。因為在六十歲以上的老年人中，大多數人的血管彈性不足，都有不同動脈硬化，血壓稍微高於正常值，可以基本上保證心、腦、肝臟、腎臟等重要器官的血液供應。如果過度的注重血壓的正常值而一味的服用大量降壓藥，反而會影響各項器官的功能，反而會造成更大的損害。所以老年人一旦診斷出高血壓，應該按照自身的年齡同臟器的功能情況，在醫生的指導下，服藥來降血壓，不可以過度降低血壓，要一步一步，平穩的把血壓降下去，到達適當水準而不是「正常」水準就可以了，這是一個比較長期的降壓過程，切不可急於求成。

## 七、過度依賴藥物

高血壓按其病情可分為三期，按病因分的話，類型也不一。因此，在治療高血壓的時候，不可以長期單純依賴一兩種藥物進行降壓，而是應該結合自身狀況，採取一定的綜合性措施，以確保取得很好的療效。平時應當在正確服藥的基礎上注意有勞有逸，飲食上少吃些鹽，多參加一些體育鍛鍊，保持良好的情緒和充足的睡眠，此外，身體肥胖的老年患者需要注意減肥。這樣的話，才能夠取得理想的效果，確保老年人身體健康。

## 服用降壓藥，忌過量忌驟停

許多老年患者往往憑經驗服用降壓藥，若劑量過大，反而會引起頭昏、乏力等低血壓症狀，若病人不到醫院看醫生、測血壓，仍繼續服用降壓藥，會發生低血壓，使血流減慢，造成腦血管缺血性中風的發生。

老年人出現高血壓的原因跟其他人明顯不同。老年人血管都會有老化現象，血液流速會因血管彈性差而受阻減慢，心臟只有加強收縮的力度，才能維持內臟和肢體的正常供血，這時自然就會出現高血壓現象。如果在這種情況下不改善血液循環狀態而簡單的服用降壓藥，往往會導致大腦或四肢供血不足，嚴重時會導致中風。

### 一、降壓速度切記「欲速則不達」

過快降壓影響腦供血。腦血管存在一定的自我調節能力，以保證腦部充足的血流供應。但對於慢性高血壓，尤其是合併腦動脈粥狀硬化狹窄的患者，血壓下降過快會引起腦供血不足。對於老年人、高血壓病程較長或已有器官損害的心腦血管病患者，宜緩和降壓，一般在二至三個月內使血壓達標為宜。

對於高血壓患者，怎樣正確降血壓呢？二〇〇七年歐洲高血壓指南指出：應將血壓治療目標值設為一百四十／九十毫米汞柱以下，如患者可耐受，可進一步降低血壓。冠心病、糖尿病和腎臟損害患者的血壓目標值應低於一百三十／九十毫米汞柱，高齡患者接受降壓治療的血壓目標值為一百五十／九十毫米汞柱。

## 二、降壓藥的使用原則

降壓藥不是隨便服用的，需要遵循一定的服藥原則。突然停藥可使血壓升高甚至超過給藥水平，甚至誘發急性心肌梗塞等心腦血管事件，如果血壓控制在正常範圍僅一個月時間，也不要減量。高血壓病是慢性病，需要終生服藥，如果血壓穩定控制在正常範圍三個月以上，才可在嚴密的監測下嘗試著逐漸減量，以取得穩定控制血壓在正常範圍內降壓藥的最小劑量。

## 三、服用降壓藥的一些不良反應

在部分患者中，確實存在服用離子鈣拮抗劑後出現臉部潮紅、下肢等不適反應，極少數患者還出現心率增快的狀況，這些反應是藥物本身的藥效學作用。少數患者屬於體質，不能耐受者可以更換其他降壓藥物；有部分患者對上述不適反應隨著服用時間的延長會逐漸耐受，此類患者不必換藥；對部分心率增快及臉部潮紅的患者，首先可將原服用的短效離子鈣拮抗劑改為長效的一次/天的離子鈣拮抗劑，上述反應可能會減輕，假如不能改善，可以嘗試加服β阻滯劑進行聯合治療，以對抗交感神經興奮引起的心率增快現象。這些都是需要患者加以注意的。

## 高血壓病患者，睡前忌服降壓藥

高血壓病多見於四十歲以上的中老年人，這些人當中有相當一部分存在腦動脈硬化，在高血壓、動脈硬化的雙重作用下，血管內膜受損時非常容易形成血栓，如果高血壓病患者在入睡前服用較大劑量的降壓藥則很有可能發生腦血栓形成。其原因是這樣的：血流速度減慢，血壓下降是腦血栓形成的兩個重要因素。睡眠與清醒時相比，血壓明顯降低，血流也明顯緩慢。在夜間，尤其在慢波睡眠期間，腦活動明顯降低，代謝緩慢，因此腦血流更加緩慢，血中的某些凝血成分（如血小板、纖維蛋白等）很容易附著在粗糙的發生粥樣硬化的動脈的內膜上，積聚成血凝塊，將血管堵塞。

腦血栓形成病人往往在頭一天入睡時還是好好的，一夜酣睡，第二天早晨醒來突然發現自己半身不能動了，流口水、吞咽困難、口眼歪斜等。

高血壓病人睡前服用降壓藥使血壓降低，在入睡後血壓會進一步降低，這種情況下極易形成血栓。所以睡前盡量避免使用降壓藥物。另外要隨時測量血壓，勿使血壓過低。

他們對於此病的治療，多半是採取感覺性的用藥，也就是感覺到頭暈或是頭迷惑以及頭痛的時候才利馬服用抗高血壓藥，進行緩解性治療。更可笑的是，有的人是喝酒前服用藥物，防止血壓上升，還有的是隨時服用而不管血壓高與不高，這樣的習慣都不科學。

很多藥要求在睡前服用，以便夜間充分吸收，發揮藥的作用。而降壓藥在睡前服用，卻容易誘發腦血栓。因為夜間人體進入安靜狀態，可使血壓比白天下降百分之二十左右，而且在入睡後的的二小時最明顯。如果患者在睡前服用降壓藥，兩小時後正是藥物的高效期，這樣就可能導致血壓大幅度下降，容易發生心腦腎等重要器官供血不足，而使腦部的血流量減少，血流迅速減慢，促使血液中血小板、纖維蛋白原等凝血物質附著在血管的內膜上，凝集成血栓。一旦某一處腦血管被堵塞，就會發生缺血性中風，也叫作腦血栓形成，以致引起失語、失明、偏癱等症狀。

大家知道，血壓控制不到正常範圍，比如超過血管的承受能力，就容易得腦出血；服藥時間不規律或是過快或過急，血壓偏低，就會得「腦血栓」。而且每天不把血壓控制到正常範圍，長期這樣異常會發生「心、腦、腎」的改變，也就是高血壓的三期改變。所以，得了高血壓病，就要告誡自己必須終身治療，而且養成每天測量血壓的習慣，並且必須了解降壓藥的最佳時間。

因此，高血壓病患者，千萬不要認為隨時服用降壓藥就可以治療高血壓病。無論年齡多大，都要按科學的方法治療。特別強調的是有動脈硬化的中、老年患者、一定要遵照醫囑，按規定時間服藥。除非血壓過高，均不要在睡前服降壓藥。如果晚上吃藥，要安排在臨睡前三至四小時，以免藥物降壓作用和睡後血壓自然下降在時間上重疊，一定程度上可以防止或減少腦血管意外的發生。

## 老年慢性支氣管炎患者，不可常服抗生素

許多老年人都有慢性支氣管炎，一到冬季，老年人就經常會痰多、氣喘，非常難受，一直到春暖後才能緩解症狀。 老年人是慢性支氣管炎的高發人群，生病機率比年輕人高一點二至一點三倍以上。可以說，慢性支氣管炎嚴重影響了老年人的健康，因此需要注重對老年慢性支氣管炎的預防和治療。

對於慢性支氣管炎，老年患者服用最多的是各種抗生素，比如頭孢、青黴素等，但是用藥的時間不能超過一個星期，如果覺得藥效不明顯應該果斷向醫生反映，在醫生的指導下換藥或者採用其他治療方案。

老年患者不可以經常服用抗生素，得了慢性支氣管炎後，需要注意以下幾個方面：

### 一、不可單一品種長期服用

許多老年慢性支氣管炎的患者，為了貪圖省事，往往一次性買許多抗生素，認為這些藥保存期限也比較長，方便自己吃藥。其實老年患者長期用藥並沒有問題，但是不能一直都服用一種類型的抗生素。許多抗生素在患者長期使用後，身體會產生抗藥性，影響治療效果。因此，在服用抗生素前，最好去醫院進行痰液的細菌培養和藥敏試驗，以便針對性的用藥，確保

治療效果。

## 二、注意聯合用藥

由於老年人在慢性支氣管炎的臨床表現是咳嗽、氣喘，因此在使用抗生素消炎的同時，應當配合使用一些鎮咳藥和怯痰平喘藥。這種類型的要主要有氫化銨合劑、沐舒坦以及溴己新等。一些老年人由於身體虛弱，這時候治療主要以祛痰為主，不要使用可待因這類強效鎮咳藥，以免影響痰液的排出，引起呼吸道堵塞，造成病情惡化。

## 三、療效不好時的應對情況

當老年患者在進行一段時間的抗生素治療後，並沒有達到預期的療效的時候，需要由醫生進行檢查後找出原因。許多時候是由於治療方案錯誤，也有許多時候是身體產生了抗藥性……因此需要在專業醫生在檢查後調整用藥或者聯合用藥。一些激素類的藥物有平喘和消炎的作用，使用後可以緩解由於慢性支氣管炎發作引起的支氣管痙攣症狀，但是不能自行購買使用，也需要在醫生的指導下決定。

## 四、適當使用抗生素

老年慢性支氣管炎患者一定需要在合適的時間來使用抗生素。這個時機該如何確定呢？當老年人經常咳嗽，並且咳出的痰液是黃色甚至草綠色的時候，或者是在體檢時體溫偏高，白細胞的數量顯著高於正常水準，在進行胸部 X 光檢查發現支氣管有發炎的陰影時，才需要使用抗生素物進行治療。

## 五、經常使用抗生素的危害

許多患者一有咳嗽的症狀就匆忙使用抗生素，這樣就增加了藥源性損害的危險，一方面展現在增加了這類藥物的抗藥性產生可能，一直在確實需要使用抗生素的時候，影響藥效；另一方面是抗生素會有一定的副作用，經常使用的話會造成對肝、腎等重要器官的藥源性損害，影響它們的正常功能。此外，長期使用抗生素還會造成體內菌群失常，使某類細菌大量繁殖，讓患者產生複雜的併發症，如黴菌的大量繁殖可能會導致內臟的感染，這樣會加重病情，甚至會給患者帶來生命危險。

## 六、不可過於依賴抗生素

當老年人患上慢性支氣管炎之後，要端正心態，並且要戒菸並進行適當的身體鍛鍊。在飲食上也要注意營養，及時調整，合理飲食。氣候轉冷，冬季到來之際，注意防寒保暖，以免加重病情。此外，採用一些非抗生素來緩解慢性支氣管炎的其他症狀，比如當有痰液不容易排除的時候服用複方甘草合劑來清咽祛痰，並且多喝水。

# 第五章　女性用藥宜與忌

# 女人特殊時期，用藥有準則

經、懷孕、分娩、哺乳和更年期，過好女人的這幾個關鍵時段，女人的一生幸福就大有保障，在女人的這些特殊時期，生活的各方各面都應該備加小心，特別是用藥。

## 一、月經期 治盆腔炎的好時機

月經伴隨多數女人的大半輩子，在每月一次、每次四五天的經期裡，下列幾類藥最好不用。

### （一）陰道用藥

陰道炎是婦科常見病，用藥主要以陰道局部給藥為主，但在月經期最好停一停。在月經期，宮頸口鬆弛，陰道酸度被經血沖淡，陰道防禦能力明顯下降。此時要盡量避免經陰道途徑的外用藥物，也不要用洗液坐浴或做陰道沖洗等，以免造成感染。

### （二）激素類藥物

激素類藥物會擾亂內分泌，引起月經週期、行經時間及經血量異常。這種副作用不僅會發生在行經期間，還可能波及其他時段。如因特殊原因不得不用藥，必須在醫生指導下使用。

### （三）抗凝藥或止血藥

阿司匹林等抗血小板藥和抗凝藥可能使月經量增多。

### （四）瀉藥

經期便祕一般發生在月經前七至十四天，月經前二至三天加重。如果在月經期吃瀉藥，雖然能解燃眉之急，但會帶來或加重腹脹、腹痛、腰痛等問題。最好提前採用多吃果蔬，按摩腹部等方法來預防。

## 二、妊娠期選藥先看安全分級

懷胎十月，是女性被重點保護的時期。因此，孕期用藥的安全性向來備受關注。大多數藥物對胎兒的影響都集中在早期。在受孕後的最初兩週，受精卵受藥物影響，可能導致自然流產。在受孕後二至六週，藥物對胎兒的健康危害最大。受孕三個月後，藥物影響會越來越小，但並非絕對安全。

A 類：對孕婦、胎兒都安全。多為維生素及礦物質類藥，如 B 群維生素、鈣錠等。應按說明書，適量服用。

B 類：對孕婦比較安全，對胎兒的危險證據不足或不能證實。如甲氧氯普胺、青黴素以及多數頭孢類藥物等。

C 類：僅動物實驗顯示，會造成胎兒畸形或死亡，但無孕婦的研究資料。如阿司匹林、撲爾敏、地塞米松等，使用時須謹慎考慮對胎兒的潛在危險。

D 類：僅在孕婦生命受到威脅，或患有嚴重疾病非用不可時才可使用。包括四環黴素、一些孕激素及抗癲癇藥等。

X 類：明確規定已懷孕或可能懷孕的婦女禁用，如氯黴素、米非司酮等。

無論中西藥，藥品包裝盒或說明書，如注有孕婦禁用或忌用的，千萬不要用。如果必須用藥，應在醫生指導下進行，選擇對症的 B 類和 C 類藥，按常規劑量、療程及方法服用，一般對胎兒影響不大。

另外，有些孕婦「談藥色變」，其實也沒有必要。如果普通感冒拖延不治，惡化成肺炎，對胎兒的影響遠比藥物凶險得多。妊娠期間若出現高血壓、糖尿病等併發症，一定要根據醫囑，選擇安全有效的藥物。有妊娠嘔吐者，一般不推薦藥物止吐。如嘔吐嚴重，兩三天不能進食，要去醫院檢查，排除器質性疾病，可以靜脈滴注葡萄糖液等，防止發生脫水和代謝紊亂。

## 三、哺乳期必要時暫停餵奶

幾乎所有藥物都會透過乳汁，進入嬰兒體內。媽媽吃藥對寶寶的危害，與用了什麼藥、多大劑量和多長時間都有關。一般，哺乳期女性用藥，要盡量用單藥、小劑量，嚴格療程。

抗生素可能造成乳兒聽神經損害，嚴重時致聾；喹諾酮類抗生素會影響骨骼生長；磺胺類藥物可造成新生兒溶血等，如非必要就別用。

哺乳期女性最易遇到的就是急性乳腺炎問題。早期乳腺炎若沒有高燒及嚴重的乳房腫脹，母親可以繼續哺乳，並按摩使阻塞的乳腺管通暢，病情會很快好轉。若高燒超過三十八點五度或出現膿腫，則應停止哺乳。治療時，大夫會根據情況，選擇不影響哺乳的抗生素，如青黴素等。如果女性自行購買抗生素或退燒藥，可以看下藥物說明書，是否標明「哺乳期禁用」，不同藥物在人體內的代謝時間不同，多數在七十二小時可以代謝完。不放心的媽媽可在服藥後七十二小時內暫停哺乳，但是一定要將乳汁擠出。徐先明說，當用藥劑量較大且時間長，無法使用安全係數高的藥物時，一般不建議母乳餵養，而應改吃奶粉等。

此外，新生兒生病時不建議新媽媽透過自己吃藥，試圖使藥物透過乳汁排泌後對新生兒起治療作用。「這種做法不科學。乳汁中藥物的有效劑量，遠遠達不到治療的效果。」徐先明強調。

## 四、更年期雌激素不要補過頭

更年期是女性卵巢功能從旺盛狀態逐漸衰退到完全消失的一個過渡時期。說到更年期，不少女性的第一反應，就是反覆泌尿系感染、骨質疏鬆、潮熱、出汗、心悸等。這大部分都是雌激素缺乏導致的。交通大學附屬第六人民醫院門急診部主任、婦產科主任醫師陶敏芳指出，更年期女性若相關症狀明顯，應在醫生指導下補充雌激素，並合理補充鈣及維生素 D。

雌激素對人體有雙重作用。一方面，採用激素替代療法，能緩解很多更年期症狀。如減輕潮熱及泌尿生殖道萎縮、減少骨質遺失、降低缺血性心血管疾病危險性等。於是有些女性把雌激素當成重返青春的靈丹妙藥，除了用醫生開的藥，還擅自服用「能補充雌激素的保健品」，這種做法潛在的危險非常大。實際上，更年期女性缺乏雌激素的程度不同，並非越多越好。如果使用不當，可能增加子宮內膜癌、乳腺癌、血栓性疾病等風險。另一方面，有些需要補充雌激素的女性卻片面放大其副作用，拒絕用藥。

# 選用婦科藥，謹防三大盲點

女性或多或少會患上一些婦科發炎，這時候一般採取三種方法來治療發炎。這三種方法主要是洗劑、口服藥和外用藥。女性患者需要用好這三種方法就能對付各種婦科發炎。

有些女性在用藥知識上存在一些嚴重的盲點，往往會延誤自身發炎的治療，容易加重發炎的感染。因此，女性需要認識一些用藥盲點才能確保療效。常見的盲點主要有以下三點：

## 一、迷信萬能藥

雖然現今許多女性都具備一定的婦科知識，重視自身用藥安全，但是還有很大一部分女性在對發炎的治療上，不去諮詢醫生，而是自行去藥局買藥。在購藥環節又極易受到電視、報紙、網路等媒體廣告的影響，盲目相信廣告上吹捧的「一種藥能夠治療多種婦科發炎」、「藥到病除」、「立即見效」等誇大效果的宣傳內容。其實，婦科發炎需要根據發炎類型的不同而有針對性的用藥。如果自己擅自用藥治療，往往會由於藥不對症而毫無效果，甚至會加劇發炎的擴散。許多女性往往在鋪天蓋地的廣告宣傳中失去購買的方向，經常會跟隨多數，把「廣告宣傳多」、「治療類型多」、「公司規模大」等作為購買藥品的依據，這些都是女性在患上婦科病之後用藥上存在的一大盲點。

## 二、不諮詢醫生

醫生具有一定的專業知識和臨床經驗，能夠科學的指導患者用藥。在這一點上，一般女性並不具備相關的用藥知識，因此不可以自作主張去購藥。

另一方面，許多女性過度依賴網路，得了婦科病也不去諮詢醫生，而是透過網路來搜索答案，自己去藥局買藥治療。由於婦科病的種類繁多，用藥的類型和方法也是多種多樣，因而上網搜答案去購藥的，往往藥不對症，治療效果不顯著，最終小的發炎也會拖成大病，延誤治療。此外，這些網友發布的解答往往魚目混雜、良莠不齊，其治療依據的來源和科學性都無法考證，很容易用錯藥。

常見的婦科發炎有許多，主要有盆腔炎、陰道炎、尿道炎、外陰炎、宮頸炎、附件炎等。治療這些婦科發炎的方法也很多，患者可以口服藥或者栓劑、洗液等方法治療。

不同嚴重最適合的治療方法也是有所區別的。例如：女性患上陰道炎最好是先選擇局部用藥，以栓劑為主，治療期間可以用一些洗液作為輔助治療；如果患上了宮頸炎、盆腔炎等其他發炎，那麼就需要進行全身用藥。由於發炎的種類多，致病因素也比較難以區分，一些藥物的適應症也有所差異，因而女性感覺身體不適，可能患上了婦科發炎時，不要自行服藥而是應當去醫院去做個檢查。在醫生確定發炎類型和病因之後，一定要聽從醫生的指導，科學合理的用藥。在這一點上，女性如果諱疾忌醫的話，最終身體將會受到更為嚴重的傷害。

## 三、治療容易兩極分化

雖然隨著人類文明的發展，人們的思想觀念也越來越開放了，談到隱私話題也不會臉紅耳刺，但是畢竟婦科疾病比較特殊，過於敏感，許多女性患者往往在治療過程中呈現兩種截然不同的方向：有些女性患者在自身患上婦科發炎後難以啟齒，大都採用保守治療的方法，死活也不去醫院，這樣往往使發炎得不到有效的治療，容易延誤甚至加重病情；也有的女性患者對於婦科發炎過度緊張和恐懼，一旦有發炎的跡象就過度的服用藥物進行治療。這些患者不但每天服用過量的抗生素，而且還經常用洗液過度清潔。殊不知這樣會破壞陰道原有的酸鹼平衡，誘發菌群失調，使之更容易受到感染而患上各種各樣的婦科發炎。

所以，女性在患上婦科發炎時，在治療過程中既不能保守治療，也不能過度服藥，要積極接受正規的治療，經過專業醫生的診斷後再服藥。畢竟，婦科發炎僅僅只是女性這一特殊群體經常患的一些疾病，沒必要過於緊張，端正心態才能取得良好的治療效果。

## 妊娠期，選藥先看安全分級

女性在妊娠期是被保護的重要時期，畢竟懷胎十月才能分娩出小孩子。在這期間，難免會患上一些疾病，那麼什麼藥可以吃，什麼藥物不能吃等問題都是需要處在妊娠期的女性注意的。近年來，隨著一些不合理的孕期用藥造成意外事故的現象越來越多，受到了社會各界越來越多的關注。

其實，大多數藥物主要在懷孕早期對胎兒產生影響。臨床研究表明：女性在懷孕的最初半個月左右，體內的受精卵最易受到來自藥物的影響而發生自然流產的狀況；在受孕二至六週時，服用藥物後對胎兒的正常發育危害最大，很容易致畸和致死；受孕超過三個月之後，藥物對胎兒的影響越來越小，但是還是需要謹慎用藥，避免意外發生。

## 一、嚴格看准分級在用藥

也引入了美國食品藥品監督管理局制定的藥物分級制度，這些條例科學明確的說明了不同級別藥物對於胎兒的傷害程度。廣大處於妊娠期的女性需要學習和注意藥品的分級。

一般情況下，把藥品分為五類：

### （一）A 類藥品

這類藥品對孕婦和胎兒都安全，主要包括礦物質和維生素類藥物，比如 B 群維生素、鈣錠等，孕婦可以根據醫生指導和藥品說明書，進行適當服用。

### （二）B 類藥品

這類藥品對孕婦比較安全，但是對於胎兒的危險情況尚未被人了解或者沒有足夠的證據，主要包括大多數頭孢類藥物、甲氧氯普胺、青黴素等，孕婦盡量不要服用。

### （三）C 類藥品

這類藥品僅透過動物實驗證實，會造成動物胎兒產生畸形或者死亡的情況，目前尚沒有針對孕婦的研究資料，主要包括地塞米松、撲爾敏和阿司匹林等。孕婦在使用這類藥物之前，一定要諮詢醫生，謹慎考慮對胎兒可能存在的傷害。

（四）D 類藥品

這類藥品僅在孕婦患上嚴重的疾病或者生命受到嚴重威脅而不得不用時才可以使用，對胎兒有一定的影響，主要包括孕激素、抗癲癇藥和四環黴素等。

（五）X 類藥品

這類藥品明確規定孕期的女性禁用，否則極有可能會造成胎兒畸形和死亡。這類藥品主要有米非司酮、氯黴素等。

因此，在選擇藥品時，孕婦需要看清藥品說明書，一旦發現標明「孕婦慎用」、「孕婦禁用」、「孕婦在醫生的指導下使用」等資訊的藥物，千萬不能隨便亂用。如果由於自身疾病和其他一些意外情況，需要用藥，也需要在醫生的指導下少而精的選擇一些對症的 B 類和 C 類藥品，按照正常的劑量和方法服用，降低藥物對胎兒的影響。

## 二、科學安排妊娠期的用藥

在孕期用藥上，許多處在妊娠期的女性容易出現兩種情況：一種情況是孕婦毫不在意，生病後隨意服藥，這樣對於胎兒正常的生長發育產生了極大的危害；還有一些孕婦過度擔心用藥安全，在自身有一些不適症狀時也拒絕服藥。

以上這兩種情況都是十分錯誤的做法。前者容易誤食一些危險的 D 類藥品甚至是 X 類藥品，這些對於胎兒的損害都是無法挽回的；後者一旦出現一些疾患而不去醫治的話，很有可能會造成疾病惡化。比如：一些孕婦如果患上普通的感冒而不去治療，就很有可能轉化成肺炎，對胎兒造成更大的損害。

此外，如果在懷孕期間患上糖尿病或者高血壓的症狀，需要在醫生的診斷下，選擇一些對症且安全的藥物進行治療和控制。女性在妊娠期有嘔吐現象，如果嘔吐不是特別嚴重則不需要用藥物止吐，嚴重者則需要空腹之後去醫院做檢查，排除一些器質性的疾病之後才能注射一些葡萄糖液來防止身體代謝紊亂和脫水的症狀。

## 哺乳媽媽用藥，謹記五個原則

日常生活中，人們經常會患上感冒發燒、過敏、腹瀉等常見的病症，這時候只需要對症用藥就能夠緩解和治療這些病症。儘管如此，一些特殊人群在生病後就得注意了，比如哺乳期的媽媽在生病後就不能草率用藥。

處在哺乳期的媽媽在用藥的時候，雖然經過了體內的循環，但是也會透過血漿—乳汁屏障進入乳汁，其乳汁的藥物含量大約在母親攝入量的百分之一至百分之二。由於新生兒的肝臟和腎臟功能都沒有發育完善，對藥物的代謝和排泄都大大低於成年人，加之缺乏幫助代謝的酶，如果服用含有藥物成分的乳汁時間過長的話，容易產生副作用和不良反應。這對於新生兒的健康發育來說，都是十分不利的。

因此，處在哺乳期的媽媽們，在生病需要使用藥物時，一定要謹記用藥安全性，防止藥物透過乳汁損害新生兒的身體健康。在此，哺乳期的媽媽都需要嚴格遵守以下五個用藥原則：

## 一、選擇最小的有效劑量

哺乳期的媽媽處於敏感時期，藥物極容易透過乳汁傳給新生兒，進而會對寶寶造成一定的影響。所以在生病後如果可以透過一些非藥物療法就能緩解和治療疾病的，應盡量避免使用藥物。非藥物治療的方法主要有：適度的體育鍛鍊、良好的心理狀態、合理飲食、調節作息方式等。

如果哺乳期的媽媽確實需要用藥，也需要在醫生的指導下控制用藥劑量。盡量維持在最小有效劑量上，不可以隨意加大用藥劑量，以免新生兒攝入過多藥物成分對身體造成影響。

## 二、選擇藥物半衰期短、治療效果好的藥物

這類藥物在人體的半衰期短，能夠迅速起效，經過一段時間後，藥物在人體的殘留量極小。哺乳期的媽媽在服用這類藥品之後，既可以迅速緩解和治療疾病，也可以減少藥物在人體的殘餘，進而減少藥物成分被新生兒過多的攝入，保證了新生兒的身體健康。

## 三、在每次哺乳後立即用藥

針對一些半衰期較長的藥物，可以選擇在哺乳之後立即服藥。如果適當的延遲下次給寶寶餵奶的時間，效果更佳。這種做法主要是讓寶寶在喝奶的時候避開哺乳媽媽體內血藥濃度的高峰期，減少藥物的攝入量。

## 四、慎用藥品注意服用

如果哺乳媽媽患上了一些較為嚴重的疾病，需要服用一些對新生兒慎用的藥物時，需要在經過醫生全面診斷後，根據醫生的指導科學用藥。

許多哺乳期婦女慎用的藥品都是一些對嬰幼兒安全性不能證實或者缺乏足夠的證據，因此還是有一些隱患的，所以最好在服藥的時候密切觀察寶寶的身體反應，一旦發現嗜睡、哭鬧不止、皮膚出疹等異常情況則需要立即就醫，以免產生危險。此外，也可以在哺乳媽媽服藥期間暫停哺乳改用牛奶等其他方式替代，確保寶寶安全。

## 五、服用禁用藥品時不能哺乳

一些標明哺乳期婦女禁止使用的藥品都是臨床上已經證實了的，服用後會對嬰兒造成不可逆轉的損害的藥品。因而，如果哺乳期的媽媽由於自身疾病原因確實需要服用這類藥品的，則必須避免給新生兒哺乳。

在服藥期間可以採用一些人工餵養的方式來代替母乳。這就從源頭上避免了新生兒對這類禁用藥物的攝入，保證其安全。

哺乳期的媽媽是女性一個特殊時期，直接對嬰兒的健康產生影響，所以在哺乳期用藥時既要注意自身的安全也要留意寶寶的身體健康，需要格外的謹慎才能順利度過哺乳期。處在這個時期的媽媽們，一定要遵守以上五個原則，保證用藥安全。

# 更年期，雌激素小心補過頭

女性在更年期這個過渡時期的時候，卵巢的功能從旺盛狀態逐漸衰退直至完全消失。在這個特殊的生理時期，許多女性都會出現骨質疏鬆、潮熱、出汗、心悸以及反覆的泌尿系統感染等症狀，讓她們吃足了苦頭。

上述這些病症大都是跟卵巢功能衰退，雌性激素分泌過少有關。因此許多更年期的女性如果症狀比較嚴重或者反覆出現時，經常會服用一些雌性激素來緩解症狀。

值得注意的是，許多女性並不是十分了解雌性激素的詳細知識。

## 一、雌性激素的好處

更年期的女性在出現不適症狀後可以採用激素替代療法來緩解這些更年期特有的症狀。臨床研究表明，雌性激素能夠顯著減輕潮熱和泌尿生殖道萎縮、降低缺血性心血管疾病的危險性、減少骨質遺失等症狀。

## 二、雌性激素的認識和使用盲點

### (一) 雌激素是保持青春的良藥

許多處在更年期的女性片面強調雌性激素的作用，把它看作是保持年輕的靈丹妙藥，甚至市場上也有一些含有大量雌性激素的保健品也在宣傳「不再變老」、「永保年輕」等虛假資訊的廣告，這些都對女性正確認識雌性激素造成了很大的阻礙。在這種錯誤的認識引導下，經常會有一些女性在服用醫生開的雌激素後，自己還服用一些含有雌激素的保健品，這些都對更年期的婦女的身體健康留下了很大的隱患。

**（二）雌激素的一些使用盲點**

目前，由於許多更年期的女性對雌激素的認識不過全面，普遍存在兩個使用盲點：一方面，許多女性片面誇大雌激素副作用，認為激素類的藥物對身體會造成更大的傷害，即使出現了嚴重的更年期症狀也拒絕服用雌激素來治療；另外一方面，許多女性不根據自身情況合理確定用法和用量，造成雌激素使用不當，很有可能會增加血栓性疾病、乳腺癌、子宮內膜瘤等病症的生病機率。

## 三、雌激素的適用人群

透過以上知識的了解，我們知道，並不是所有更年期的女性都適合使用雌激素的，而且即使需要用藥也需要根據醫生診斷來確定用藥量。

雌激素適用於卵巢功能早衰、骨質疏鬆、動脈硬化、冠心病等更年期症狀嚴重和一些疾病的高發人群。這類人群都可以採用激素替代療法補充雌激素來預防和治療以上病症。

值得注意的是，一些患有不明原因性陰道出血、急性肝病、雌激素依賴性腫瘤以及栓塞性疾病的更年期女性，不能採取這種方法，以免疾病惡化。此外，服用雌性激素治療的患者需要在初次服用後六至八週後去醫院進行複查，之後每三到六個月複查一次，定期監測體重、血壓、血脂、骨密度等重要資料和盆腔、肝膽等器官的功能。

### 四、其他一些更年期問題的預防和治療

許多更年期的女性往往會有骨質疏鬆的併發症，生活和工作都受到嚴重的影響。因此需要預防骨質疏鬆的更年期女性注意補充維生素 D 和鈣錠，注意日常飲食，平時多喝一些牛奶及乳製品，多晒太陽來補充活性的維生素 D。

對於已經出現骨質疏鬆症的更年期女性，需要積極配合醫生的診斷，使用適當的雙膦酸鹽、降鈣素、雌激素等，定期去醫院檢查骨密度，確保更年期的健康。

## 催月經，千萬慎用黃體酮

月經是女性特殊的生理現象，一般每隔一個月就會有週期性的陰道排血，這些都是正常的生理現象。

如今隨著生活壓力、氣候變化以及一些疾病因素的影響，許多女性都會出現一些月經推遲的情況，嚴重的患者半年都不來一次。這些都是不容忽視的生理問題，很有可能身體已經出現了某些病變，需要有這種情況的女性注意。

既然不按正常的生理週期來月經，就需要人工來調整月經週期，維持正常的生理週期。許多女性自己購買或者在醫生的指導下，大多會選擇一種叫做黃體酮的藥物來調整月經週期。這類情況的女性需要了解一些月經和黃體酮的相關知識：

## 一、黃體酮的類型

黃體酮是一種激素類的藥物，是一種處方藥，必須憑專業醫師開出的處方箋才能購藥。患者在購買後也需要嚴格按照醫生的囑咐服用，以免對身體產生不利影響。

目前市場上常見的黃體酮類藥物大都是分為注射和口服兩種劑型。以前大都是人工合成的，隨著科技水準的提高和製藥工藝的進步，如今黃體酮絕大部分是經過天然提純的。

## 二、黃體酮的作用

月經是隨著女性卵巢週期性排卵，體內孕激素和雌激素的水準也呈週期性的變化：孕激素增加會使子宮內膜發生萎縮；雌激素減少，其子宮內膜的增生功能被抑制。因此，在這個階段，由於孕激素的大量增加會引起子宮內膜萎縮脫落和出血，最後經過陰道排出體外。黃體酮的主要成分就是孕激素，在人體缺乏孕激素的情況下可以使子宮內膜萎縮，繼而發生撤退性出血，實現其催經作用。

黃體酮使用後增加了人體內的孕激素，對於女性自身分泌孕激素不足而引起的停經和經期過長具有良好的效果。

## 三、黃體酮的正確使用

透過上述知識可以了解到，黃體酮並不是萬能的，只能用於孕激素缺乏引起的停經，對於一些其他原因引起的停經，也取得不了想要的治療效果。

由於造成女性停經或停經的原因有很多，而黃體酮又是激素類藥物，長期使用對身體會有一定的損害。在臨床上，遇到停經的女性患者，醫生在診斷後發現不是泌乳素升高引起的，都可以先進行少量的黃體酮進行試驗性的治療。一般情況下，患者在使用黃體酮後，月經來了，則反映出患者的停經是由於孕激素分泌不足引起的，可以繼續使用黃體酮來增加孕激素，達到催經的目的。值得注意的是，患者在透過黃體酮試驗性治療之後，毫無效果，則其停經可能是由於體重下降、運動量過大、垂體腫瘤、卵巢早衰、精神類疾病以及子宮內膜受到破壞等原因引起的，需要在醫生全面的檢查後再進行治療。

## 四、盲目使用黃體酮的危害

黃體酮是一種激素類的處方藥，不可以盲目濫用，否則不但取不到預期的治療效果，反而會對身體產生負面的影響。

許多女性患者常常自行購藥來保守治療，長期使用黃體酮會干擾人體自身孕激素的分泌，造成對黃體酮的藥物依賴性，影響之後的檢查和進一步治療。而且，黃體酮具有較為嚴重的副作用，長期大量使用極易引起患者體重增加等症狀，甚至會引發全身性浮腫。

此外，一些女性由於生理知識欠缺，常常會誤食黃體酮。對於妊娠期的女性來說，停經是正常的，在這個時候盲目服用黃體酮會對胎兒的健康產生很大的影響，極易造成胎兒先天畸形和死胎。

針對以上這些情況，女性在產生停經、停經等症狀之後，千萬不能自行購藥進行保守治療，需要及時去正規的醫院進行全面的檢查。畢竟，停經和停經的致病原因比較多，需要醫生透過相關的檢查和化驗資料以及了解病人的一些生活習慣、疾病史等情況再對症下藥，才能抓住病因，從根本上解決問題。這也保證了女性患者的身體健康，是需要特別提倡的。

## 白帶異常，如何正確用藥

白帶是女性在生長發育成熟之後特殊的生理體徵，在一定的時間內會從陰道內流出一種白色的液體。正常白帶的主要成分是陰道黏膜滲出物、宮頸黏膜分泌物以及部分子宮內膜分泌物混合的產物，沒有什麼異味。

如果白帶出現了異常，廣大女性就需要注意自己的身體健康了。下面就了解一些白帶異常的相關知識：

### 一、白帶異常的分類

白帶異常可以分成生理性白帶和病理性白帶兩大類：

**(一) 生理性白帶的特點**

由於個體生理因素的差異，白帶都有不一樣的變化。如果人體內的雌激素分泌較多或者外生殖器充血程度較高時，會出現白帶數量變多，顏色也變透明的情況，有些女性在這種情況下白帶會具有黏性，呈蛋清樣。

**(二) 病理性白帶的特點**

女性患有病理性白帶的症狀，這類白帶的特點主要會出現這類情況：白帶變無色透明且具有黏性；白帶有灰黃色或者白色的泡沫；白帶呈凝乳狀；白帶呈水樣等。以上這些情況都屬於白帶異常的範疇。

女性在發現自身的白帶出現了異常之後，先不要盲目就醫，先進行自我檢測，判斷白帶異常是否是由自身的體質下降或者是其他生理性原因造成的，如果排除了生理性的原因之後，對於病理性白帶的治療和用藥也是需要女性患者注意的。

## 二、病理性白帶異常的分類

臨床上常見的病理性白帶可分為以下七類

### (一) 凝乳狀白帶

患者的外陰灼痛或搔癢難忍，是典型的念球菌陰道炎的特點。

### (二) 黏性的無色透明白帶

大多呈蛋清狀，看起來跟雌激素分泌高潮時期的白帶相似，但是白帶的持續時間和白帶的數量都比以往具有明顯的增多。這種情況的患者可能患上卵巢功能失調、陰道腺病、慢性宮頸內膜炎或者宮頸高分化腺癌等病症。

### (三) 魚腥味灰色均質白帶

這種類別的患者很可能患上了細菌性陰道病。

### (四) 灰黃色或白色的泡沫狀白帶

患者伴有外陰搔癢的症狀，有患上滴蟲性陰道發炎的可能。

### (五) 血樣白帶

這類白帶中常常混有一定數量的血液，很有可能患上宮頸息肉、子宮內膜瘤、宮頸癌或者黏膜下肌瘤等疾病。此外，這類異常白帶也有可能是女性在短期內安放過宮內節育器造成的。

**(六) 水樣白帶**

患者流出的白帶長時間呈水樣，伴有惡臭，就需要特別注意晚期宮頸癌、陰道癌等疾病的生病可能。如果患者流出的黃色或者紅色的水樣白帶，應該考慮是否換上了輸卵管癌。

**(七) 膿樣白帶**

淋菌或滴蟲性細菌引發的宮頸炎、宮頸管炎、急性陰道炎都可以引起膿樣白帶，一般顏色偏黃或黃綠，且黏稠伴有臭味。此外，宮頸癌、陰道癌、宮腔積膿或者陰道內的一些異物殘留皆可引發膿樣白帶。

## 三、病理性白帶的治療

由於病理性的白帶的種類複雜，所以在治病之前需要去正規醫院接受檢查，查明病因再用藥，才能達到良好的治療效果。

**(一) 感染型白帶異常的治療**

大部分病理性的白帶異常都是感染型的，因此需要針對其致病類型用藥。

**1. 細菌性陰道炎**

這類感染的患者大都外用灼痛紅腫，顏色偏黃且量多，伴有尿急、尿頻、尿痛等症狀。治療的話可用增效聯磺錠或者先鋒 V 號等口服青黴素類藥物。

2. 滴蟲性陰道炎

這類感染的患者大都外陰刺痛搔癢，甚至有爬蟲感，白帶量多，伴有酸臭味和白色泡沫等症狀。患者可以選用甲硝唑錠進行治療。

3. 黴菌性陰道炎

這類感染的患者外陰搔癢難忍，伴有刺痛的症狀，白帶大都呈凝乳狀或者豆腐渣樣。患者可以採用制黴菌素栓劑進行治療。

（二）白帶的中藥治療

白帶異常在中醫上稱為帶下症，也是需要根據發病原因具體治療。

1. 濕熱型白帶

這類白帶異常一般變現為色黃、黏稠且舌苔黃。患者適合採用治帶錠等清熱化濕的中藥進行治療。

2. 脾虛型白帶

這類白帶異常表現為顏色發白、沒有臭味，但是患者的大便稀少、舌苔發白且伴有胸悶無力、食欲減退的症狀。患者可以採用越帶丸或者人參歸脾丸等健脾化濕的藥物進行治療。

3. 肝火型白帶

這類白帶一般量多且顏色發黃，並伴有外陰搔癢、灼熱刺痛、口乾舌燥等症狀。患者可以採用苦膽草錠或者清熱瀉肝的藥物進行治療。

### 4. 腎火型白帶

這類白帶異常主要表現為白帶顏色較淡且稀薄，患者通常伴有怕冷、大便稀薄、舌質淡白等症狀。患者可以採用金匱腎氣丸等溫補腎陽的藥物進行治療。

透過了解以上知識，患者可以根據自身的病狀及時判斷類型和正確用藥，讓疾病康復，保證自身身體健康。

## 女性用阿膠，需注意的事項

許多女性由於其生理特點，都有一定的血虛症狀。隨著生活水準的提高，人們更加傾向於購買一些價錢相對昂貴的滋補品來預防和治療血虛以及併發症。在這些滋補藥品中，阿膠成了許多女性青睞的對象。

阿膠對女性的作用可是特別多，它既能夠治療女性血虛引起的各種病症，也能透過補血讓皮膚滋潤，還能夠增強體質、改善睡眠、益智健腦、調經保胎、延緩衰老，甚至還能夠防治癌症等許多疾病。因此，許多女性把阿膠當做靈丹妙藥，經常服用阿膠來預防和治療一些疾病，保持自己的皮膚和氣色。

既然阿膠對於女性有這麼多好處，女性是不是可以隨意大量服用呢？答案是否定的。日常生活中，也有一些女性不正確的服用阿膠而引發了一些疾病，甚至造成危險以至於得不償失。

下面我們就了解一些女性在服用阿膠時需要注意的症狀：

### 一、防出現消化不良

阿膠性味滋膩，在服用後很有可能會出現消化不良的症狀。中醫上說「脾胃為後天之本」，強調了脾胃對於人體的重要性。如果由於脾胃的功能受阻，即使再好的藥物人體也不能良好吸收而白白浪費掉。所以，如果需要服用阿膠的女性，脾胃功能不足的話，最好在服用後再服用一些調理腸胃的藥物，這樣才能促進阿膠的吸收，提高人體對阿膠中有效成分的利用率，進而增強阿膠的服用效果。

### 二、防出現火氣亢盛

一些女性在服用阿膠後，鼻腔、口唇部位出現許多熱瘡，眼睛乾澀、發紅、眼瞼分泌物增多等症狀。這些都是火氣亢盛的變現，嚴重的話還會出現喉嚨乾痛、大便帶血或硬結的症狀。

這些症狀產生的原因大都與服用了新鮮的阿膠有關。由於現在阿膠的製作工藝還存在許多局限性，新製成的阿膠都會帶有一些火毒。女性在服用這些新鮮的阿膠之後很容易產生火氣亢盛以及一些中毒症狀。所以，剛製成的新阿膠並不適合立即服用，需要把阿膠放在陰涼乾燥處保存三年以上，消除阿膠內的火毒。女性需要服用阿膠時，最好購買一些年分較久的阿膠。

### 三、輔以補氣藥

中醫認為，氣能夠生血，血也能夠養氣，二者是相互滋生的。所以大多數血虛的女性往往也會有氣短、少氣懶言、疲乏無力、容易出汗、臉色蒼白無華等氣虛的症狀，在服用阿膠時可以輔以一些黨參、黃芪等補氣藥，達到補血又補氣的治療功效。

## 四、阿膠的適用人群

阿膠由於其成分特點，適合以下人群使用：腫瘤患者及腫瘤放療者、身體虛弱者、貧血患者、月經失調者、久病體虛者、中老年女性、腦力勞動者以及需要安胎保胎的孕婦等。一般身體健康的人並不適合長期大量服用阿膠，以免造成浪費和消化不良、火氣亢盛等症狀，只需要注意平時飲食，就能夠保持身體健康。

## 五、服用阿膠的一些禁忌事項

不是所有時期都適合服用阿膠的，如果在服用阿膠前患上咳嗽、感冒、腹瀉等病症或者女性月經來潮時，需要避免服用阿膠，等待疾病治好或者月經停止後再服用。

此外，服用阿膠期間還需要注意忌口，尤其是不能吃一些生冷的食物或者蘿蔔、濃茶等。

## 六、阿膠的保存

新膠適合存放一定的時間再服用，因而阿膠需要注意保存。由於阿膠特別容易吸收水分而受潮變質，而且遇高溫也會融化。正確的保存方法是把阿膠放在食用包裝袋裡，袋口紮緊，防止空氣中的水分進入，之後放入冰箱進行低溫保存。如果從冰箱取出就需要立即熬製。對於一些已經熬製好的阿膠，也需要在每次服用後密封保存在冰箱內，防止阿膠變質。

值得注意的是，女性不能一味的寄希望於阿膠這類補藥來保持身體健康，要想自己臉色紅潤、氣血充足，則需要平時注意合理飲食，多攝入一些富含鐵、蛋白質、鋅以及維生素的食物。

## 十種病症，慎服避孕藥

隨著計畫生育的普及，避孕成了許多女性的選擇，於是經常會服用避孕藥來達到避孕效果。這基本上還是值得肯定的，有利於計畫生育的順利進行，但是避孕藥也是一種藥品，不是所有女性都能吃的。

那麼，避孕藥有什麼禁忌人群和副作用呢？經過多年的臨床研究，目前已經把十種類型的女性患者排除在服用避孕藥的適宜之外。

對著這十類病症的女性患者來說，避孕藥不能隨意服用，是需要慎重服用的，以免對自身的身體健康造成危險。下面就做詳細說明：

### 一、急性和慢性肝炎及腎炎

有急性和慢性肝炎或腎炎的女性患者不適宜服用避孕藥。避孕藥在進入人體後都是透過肝臟進行代謝，並在腎臟進行排泄的。如果有上述病症的女性，在生病期間服用避孕藥時，會增加肝臟和腎臟的負擔，不利於肝腎功能的恢復。

### 二、心臟病

避孕藥中含有一部分的雌激素，服用過多可以造成人體內水、鈉等物質的蓄積，基本上會加重心臟的負擔。因此，如果服用避孕藥的女性患有心臟病或者心功能不良，很有可能會惡化病情，需要特別注意。

### 三、糖尿病

避孕藥在服用後很有可能對人體的血糖含量產生影響，造成血糖輕度升高，容易誘發一些隱性的糖尿病變成顯性，因此避孕藥不適合有糖尿病或者糖尿病家族史的女性患者服用，以免誘發或者加重糖尿病的病情。

### 四、高血壓

臨床觀察表明，有一些女性患者在服用避孕藥後會出現血壓升高的現象，這些都不利於患有高血壓的女性服用。

### 五、甲亢

甲狀腺功能亢進的女性患者，在服用避孕藥後會加重病情，不利於疾病的恢復。因此，如果患者的病症還沒有治癒，則需要慎重服用避孕藥，以免造成不利後果而得不償失。

### 六、腫瘤

針對一些患有子宮肌瘤、乳房良性腫瘤以及各種惡性腫瘤患者而言，服用避孕藥會對腫瘤產生不良影響，因而這類患者在患有腫瘤後應當避免服用避孕藥，以免對自己身體造成危害。

### 七、月經量過少

如果長期服用避孕藥的女性在平時月經時，發現月經量過少，就應該謹慎處理，及時停止服用避孕藥。大量使用避孕藥會使體內的子宮內膜一直處於萎縮的狀態，如果在月經量過少的情況下繼續服用避孕藥，那麼會加重病情，甚至造成停經。

### 八、心腦血管疾病

避孕藥中含有一定量的雌性激素能夠增加血液的凝固性，會加重一些心腦血管疾病的病情。因此，以往或者現在患有腦血栓、脈管炎、心肌梗塞等血管栓塞性疾病的女性患者不適合服用避孕藥，以免疾病復發或加重病情，造成危險。

### 九、頭痛

科學研究表明，避孕藥中的一些成分會加重偏頭痛或者血管性頭痛等慢性頭痛的症狀。因此患有上述病症的女性需要慎重服用避孕藥。

### 十、處於哺乳期的女性

這類女性並沒有患上什麼實質性的疾病，但是處於哺乳期這一特殊的生理階段，避孕藥會減少乳汁的分泌，降低乳汁的營養含量，還能透過乳汁把一部分藥物成分傳給新生嬰兒，對新生兒的生長發育造成影響。因次，哺乳期的婦女也需要注意這類藥物的使用。

## 栓劑巧選擇，輕鬆做女人

女性在不同的年齡階段都可能會因為一些原因而患上陰道

發炎。由於發炎的發病部位是在女性的私密部位，因而許多女性在明知自身患上陰道炎之後也是諱疾忌醫，不太願意向醫生公開自己的病情。為了治療這女性的難言之隱，一些栓劑成了許多女性陰道炎患者的福音。

陰道炎的治療需要根據致病因素來選擇用藥。如果選擇的藥物對症了，就能夠在短期內取得顯著的治療效果，而栓劑相對於一般的口服消炎藥，有它一些優點。

相對於口服用藥，栓劑採取的是局部用藥的方式，藥物的有效成分能夠直達患處，使用之後能夠迅速作用於發炎部位，並能取得良好的療效，而且栓劑不需要透過體內的循環，不會對肝臟和腎臟產生直接影響，藥物的副作用小。

另外，患者需要注意陰道炎的療程。一般情況下，細菌性陰道炎、滴蟲性陰道炎和老年性陰道炎需要七至十天為一個療程，黴菌性陰道炎則更長些，每療程需要十至十四天。

## 女性宮頸炎，用藥須注意的事項

女性讀者都知道宮頸炎是育齡婦女的常見病，有急性和慢性兩種。急性宮頸炎常與急性子宮發炎或急性陰道炎同時存在，但以子宮頸糜爛多見。主要表現為白帶增多，呈黏稠的黏液或膿性黏液，有時可伴有血絲或夾有血絲。長期慢性機械性刺激是導致宮頸炎的主要誘因。子宮頸糜爛多於分娩、流產或手術損傷子宮頸後，病原體侵入而引起感染。子宮頸糜爛有多種表現。如子宮頸糜爛、宮頸肥大、宮頸息肉、宮頸腺體囊腫、宮頸內膜炎等，其中以子宮頸糜爛最為多見。

正常的子宮頸，外觀看起來呈淡粉紅色；而宮頸糜爛時，則呈肉紅色，就像一個糜爛的傷口。其實宮頸糜爛並非真正的組織糜爛，其表面仍覆蓋著一層完整的上皮。部分宮頸糜爛可透過藥物治療好轉，尤其是輕度和中度的糜爛。口服藥物治療宮頸糜爛，效果不明顯，所以主要以陰道和宮頸局部用藥治療為主，包括陰道藥物沖洗和陰道內放藥。糜爛的子宮頸，往往長期浸在陰道內的炎性分泌物中。清除這些炎性分泌物，對治療宮頸糜爛至關重要。陰道藥物沖洗，常用的是用溶有藥物的液體進行陰道沖洗，將炎性分泌物沖出，使子宮頸不再受到炎性分泌物的刺激。

那麼宮頸炎用藥注意事項有哪些呢？常用注意事項有以下幾種：

### 一、常用治療方法

局部陰道灌洗及局部上藥為最常用的治療方法。其中一些中藥洗劑適用於各種急子宮頸糜爛。

### 二、宮頸炎用藥注意事項

(一)　保證休息，多食水果蔬菜及平常食品。注意經期衛生和外陰清潔，防止發炎發生；

(二)　注意產褥期衛生，倖免感染。子宮頸糜爛，特別是子宮頸糜爛在治療前應先做子宮切片，排除早期宮頸惡性腫瘤；

(三)　講究性生活衛生，適當控制性生活，宮頸炎患者要堅決杜絕婚外性行為和避免經期性交；

（四） 需及時有效的採取避孕措施，降低人工流產，這也可以達到一定的預防宮頸炎的作用。這樣可以減少人為的創傷和細菌感染的機會，這也是宮頸炎的預防方法中比較常見；

（五） 宮頸炎患者還包括凡月經週期過短、月經期持續較長者，應予積極治療宮頸炎。

## 乳腺疾病，用藥須注意的事項

近些年來，隨著科技的發展和人們生活水準的提高，也帶來了一系列的負面影響。越來越多的人飽受生活和工作壓力的折磨，以至於日常的運動量減少，加之免疫力下降和內分泌紊亂，更容易讓身體長期處於亞健康狀態。女性的話就會導致乳腺疾病等多種疾病的發病率不斷上升。

乳腺疾病的發病率逐年上升且日趨年輕化，其產生的原因除了日常的生活習慣和外界環境的影響之外，還與多數女性的健康觀念淡薄，忽視乳房的定期檢查有關係。

如果女性忽視自己的健康，不定期做醫院做檢查，很有可能耽誤一些乳腺疾病的治療，甚至在發現身體不適的時候，病情已經發展為乳腺癌晚期。為了防止上述悲劇的發生，社會各界需要普及女性乳房的保健知識，並呼籲廣大女性愛護乳房、重視乳腺疾病。只有做到早檢查才能做到早發現、早診斷、早治療。這樣才能遠離乳腺疾病的困擾，保證女性的身體健康。

一、乳腺增生患者飲食要合理

乳腺增生患者應飲食以清淡為主，多吃綠葉蔬菜、新鮮水果。在無醫囑的情況下，盡量少服用含激素類的藥物或保健品。患者宜常吃海帶，有消除疼痛、縮小腫塊的作用，多吃橘子、橘餅、牡蠣等行氣散結之品，忌食生冷和辛辣刺激性的食物。

二、按時作息，保持心情舒暢，合理安排生活。

病期要注意適當休息、適當加強體育鍛鍊、避免過度疲勞。

乳腺增生病病人還應注意的是要對疾病有一個對的認識。既不能不在乎的態度對待它，以為它不妨礙生活和工作而不予理睬，又不可乙太過緊張，總是害怕它會在某一天惡變為癌而忐忑不安。所以在發現之後及時的進行治療是很重要的。

三、保持乳房清潔，經常用溫水清洗，注意乳房腫塊的變化。

四、乳腺增生患者要定期檢查，及時發現惡變。

五、密切關注乳腺增生的症狀變化，掌握病情。

乳腺增生主要表現為乳房腫塊和乳房疼痛，一般於月經前期或情緒變化時加重，行經後減輕。乳房的腫塊大小和品質隨月經來潮呈週期性變化，經前腫塊增大，質地較硬，經後腫塊縮小，質地有韌性但不硬，摸起來腫塊呈大小不一的結節狀，與周圍組織界限不清。

急性乳腺炎是由細菌感染所致的急性乳房發炎，常在短期內形成膿腫，多由金黃色葡萄球菌或鏈球菌沿淋巴管入侵所致。急性乳腺炎用藥是一些患者很關心的問題，也確實是比較重要的一件事情。

急性乳腺炎多發生於初產婦。因產後抵抗力下降，乳汁淤積，導致細菌感染而發病。輕者僅有乳房脹痛、低燒，無明顯腫塊。重者可高燒、寒顫、乳房腫大有搏動性疼痛，發炎部位的皮膚發紅、變硬，壓之疼痛。急性乳腺炎早期應停止哺乳，用吸乳器將乳汁吸乾淨，或按摩乳房使乳汁引流通暢。同時用胸罩或三角巾把乳房托起。

有些人不了解急性乳腺炎用藥到底用些什麼藥。急性乳腺炎用藥要根據具體病情，而不能盲目的選擇，否則很難治好病。

**1. 急性乳腺炎的冷敷法：**

急性乳腺炎患者發病頭兩天在發炎局部給予冷敷，可減少充血和乳汁分泌，三至四天後改用熱敷，局部也可用百分之五硫酸鎂或芒硝、薄荷各三十克煎水濕敷。

**2. 急性乳腺炎的治療用藥：**

症早期可用含一百萬單位青黴素等滲鹽水十毫升加百分之一普魯卡因十毫升在發炎乳腺周圍進行封閉注射，必要時每六小時一次，但應對青黴素測試陰性後方可進行，如果青黴素測試陽性者應改用其他抗生素治療。

另外，亦可採用鮮蒲公英兩百五十克，水煎服，每日一劑；蒲公英、金銀花、瓜蔞各三十克，水煎服，每日一劑。局部外敷三黃膏或芙蓉膏。還可採用針灸足三里、曲池、肝俞、胃俞、太沖、乳根、肩井等穴位。

# 女性生理期，用藥有禁忌

月經是女性的一種特殊的生理現象，從少女的初潮到婦女的更年期絕經，這一過程中都會有月經伴隨。

在月經期間，人體的一些系統功能或多或少都會受到一定影響。因此，如果處在經期的女性在生病後需要注意一定的用藥禁忌。

我們透過了解這些用藥禁忌，才能確保經期用藥安全，保證女性的身體健康。下面是有些常見的經期女性患者慎用和禁用的藥品：

## 一、激素類藥物

正常女性的月經週期之所以有一定的規律，是因為人體內的內分泌系統準確調節的結果。在女性月經期間，內分泌系統功能很容易受到一些外源性的干擾，尤其是在服用激素類的藥品時，身體自身內分泌軸極其容易被打亂，進而造成月經週期、持續時間和經血量的異常，甚至還會影響月經週期以外的其他階段。因此，在月經期間不可隨意服用激素類藥物，以保持內分泌系統的正常狀態，維護患者的身體健康。此外，患者如果在月經期間確實需要服藥的，則需要在醫生的指導下用藥。

## 二、一些抗凝血藥物和止血藥

雖然在月經期間，一定量的出血屬於正常現象，不會對身體造成很大的影響。但是，需要注意的是，在女性在行經前盆腔會充血，在經期的時候，纖溶功能亢進，抑制了凝血機能造成繼發性纖維溶解，進而很有可能造成出血。如果有凝血性疾病的病人在經期服用抗凝藥，很有可能導致經血量過多、月經週期紊亂和經期延長的症狀。

所以女性患有血栓栓塞性疾病、腎透析、心臟瓣膜病換瓣術後、動脈粥硬化等疾病時，在月經期間用藥需要格外注意。抗凝血藥主要有香豆素和一些中藥溶血栓製劑。

此外，一些止血藥能夠收縮微血管，降低微血管的通透性，在月經期間服藥時也需要特別注意，防止出現經血不暢的狀況。

## 三、治療婦科發炎的局部用藥

月經期間子宮黏膜充血，宮口張大，經血的環境有利於細菌滋生，進而引發細菌感染，因此盡量避免一些局部用藥。這類藥物主要有治療陰道發炎的洗液、錠劑和栓劑等，在月經期間都需要避免使用，以免發生逆行感染和破壞正常的生殖道內的環境。

## 四、減肥藥

大都數減肥藥中都含有一些抑制食欲的成分，在行經期間服用很有可能造成性慾低下、月經紊亂的症狀，而且還會造成尿頻或者排尿困難同時伴有心悸、焦慮、精神緊張等不適反應，因此也需要停止服用這類藥物。

## 五、瀉藥

瀉藥中含有容積性瀉藥成分，比如常見的瀉藥主要成分為硫酸鎂，會刺激腸道引起盆腔充血的現象。如果這類藥物在月經期間應用，很有可能會造成盆腔過度充血，引發一系列的症狀，對女性的健康造成更大的傷害。同理，一些胃腸動力藥也應該在月經期間禁用或者慎用。

當然，女性在行經期間也沒必要如坐針氈，停止所有用藥，這也不利於疾病的康復。因此，如果在經期服藥的女性，最後事先諮詢醫生，聽取醫生囑咐後再決定是否用藥，確保自己安全度過生理期。

## 婦科發炎患者，切忌自行購藥

隨著醫藥市場入門檻的降低，一些大小藥局遍布於城市和鄉鎮的各個角落。於是，許多患者在患上一些疾病時，為圖方便，會自行去醫院購藥。尤其是一些婦科發炎，由於涉及女性的隱私，往往許多女性患者羞於向男醫生提起，通常會自作主張，去藥局買藥，而且是抱著試試看的想法隨意購買。

一半以上的婦科患者表示，曾自行購藥治療陰道疾病，無效果後才來醫院。不少患者在感覺不舒服後，首先是到藥局自行購藥治療，感覺不好又馬上買另外一種，有的甚至用過五六種藥。最後，沒辦法了才來醫院求診

不少女性被外陰搔癢、白帶異常等「毛病」折磨得坐臥不安。從一些醫院了解到，夏季陰道炎高發，患者驟增。醫生介紹，至少有近半的人曾自行購藥，將自己的身體「做實驗」，致疾病反覆發作和無法治癒。建議還是到正規醫院辨明病因後進行治療。

在了解患者病情時，至少一半以上的患者表示，曾自行購藥治療，無效果後才來醫院。不少患者在感覺不舒服後，首先是到藥局自行購藥治療，感覺不好又馬上買另外一種，有的甚至用過五六種藥。最後，沒辦法了才來醫院求診。

了解病人病情時，不少人都有疑惑，用過那麼多藥，怎麼還沒有治好 - 這樣沒有辨明自己到底是什麼發炎就亂用藥，拿自己的身體做試驗，不僅不能治病，還可能讓病情加重。

女性朋友一定要堅持完成治療，這對避免反覆發作很重要。不少女性雖接受醫囑正確用藥，但一見效就會「見好就收」，自行停藥，這是非常錯誤的。

注意生活細節，可以有效預防，如平時要避免用清潔劑或消毒藥水過度清潔陰道，以免破壞陰道環境平衡；盡量不用衛生護墊，即使使用衛生護墊，也應注意及時更換；穿寬鬆透氣的衣物；少吃刺激性食物，不濫用抗生素，保持正常單純的性生活和愉悅的心情。

如果懷疑自己患有陰道炎，就診前切勿清洗陰道，以免將陰道中的原蟲或分泌物清洗掉，影響醫生診斷。

亂用藥極易引起疾病。因此婦科專家呼籲廣大女性，一旦出現下述陰道疾病，一定要到正確的醫療單位診治，切莫諱疾忌醫或盲目用藥，以免給家庭的幸福蒙上陰影。

1. 細菌性陰道炎 又稱非特異性陰道炎，是婦科最常見的疾病之一。臨床表現為陰道分泌物增多，伴有魚腥味，常在經期及房事後加重，部分患者會出現陰道和陰道周圍搔癢或灼熱感，陰道壁發炎不明顯，但均有灰白色分泌物。

2. 黴菌性陰道炎 是由白色念珠菌和其他酵母菌感染所致。一般表現為白帶增多，分泌物呈豆腐渣樣、搔癢，伴有惡臭、陰道粗膜充血、水腫等症狀。
3. 滴蟲性陰道炎 是由陰道毛滴蟲引起。臨床表現為有大量膿性分泌物、色黃且呈泡沫狀，並伴有惡臭、陰道黏膜充血、水腫等症狀。
4. 淋菌性（含非淋菌性）陰道炎 是由淋球菌或衣原體、支原體感染引起，一般潛伏期為 - 二至十天，常有尿急、尿頻、分泌物呈膿黃色，並伴有腥臭味等症狀，主要透過性接觸傳播。

## 服用避孕藥時，不能同服哪些藥

避孕藥的使用是為了夫妻在性生活期間達到避孕的目的，如果藥物作用不顯著，很有可能會造成避孕失敗而造成意外懷孕。因此，避孕藥的服用也是很有講究的，不可以隨意服用，以免藥物失效或者由於藥物間的相互作用而造成嚴重的不良反應，危及患者的生命安全。

為了確保避孕藥的藥效和服藥女性的身體健康，需要了解一些避孕藥的合理用藥知識。

### 一、服藥之前做好檢查

女性如果需要選擇避孕藥來防止懷孕，最好是先去醫院做一個全面的身體檢查，並諮詢醫生了解自身是否適合服用避孕藥。在服用避孕藥時，需要嚴格按照要說明書上的用法和用量的規定服用，切記不要自作主張，隨意加減劑量，否則都會影響避孕效果，甚至對身體造成損害。

## 二、注意不能同服一些藥

許多女性在避孕期間已經患有或者可能會患上一些疾病，需要服用一些其他藥物進行治療。需要注意的是，由於藥物間的相互作用，一些藥物會干擾避孕藥的代謝，加速藥物成分的排泄進而造成藥物失效。

因此，女性在服用避孕藥期間，如果需要服用一些其他類型的藥物，則需要注意聽取醫生的建議，避免出現意外情況。常見的配伍禁忌主要以下幾種：

### (一) 抗生素類藥物

這類藥物主要有四環黴素、氨苄青黴素等廣譜的抗生素，它能夠抑制腸道內細菌的生長和繁殖，不易於避孕藥的吸收。一旦避孕藥的濃度降低，很有可能導致避孕失敗。因此，女性在服用避孕藥期間不能隨意服用抗生素類藥物。

如果，女性患有的疾病比較急或者嚴重，需要長期服用抗生素的，則可以停服避孕藥而改用其他非藥物的方法，減少對人體造成的影響。

### (二) 抗癲癇類藥物

如果女性需要長期服用這類抗癲癇藥物，則不適宜服用避孕藥，以免造成體液瀦留，誘發癲癇發作，對患者的身體健康是極其不利的。

### (三) 抗結核類藥物

由於它們大都能夠對藥酶有誘導作用，進而加速避孕藥在人體內的代謝和吸收，極大影響了避孕藥在血漿中的血藥濃度，最終導致避孕失敗。因此如果病人在治療結核病期間確實需要服用避孕藥來防止懷孕的，可以將使用劑量加倍或採用其他方法避孕。

### (四) 安眠類藥物

安眠藥具有酶促作用，會降低口服避孕藥的效力。因此，需要使用安眠藥時，可選用安定。

### (五) 抗風濕類藥物

口服避孕藥的婦女，倘若因患風濕病而需要服用保泰松時，可能會導致避孕失敗。因為保泰松具有酶促作用，可以加速藥物代謝，可以使其藥效降低而導致避孕失敗。所以，當治療風濕病上升為主要地位時，應停止或加量口服避孕藥，或採取其他避孕方法。

### (六) 皮質激素類藥物

口服避孕藥能增加皮質激素類藥物（如：強的松、地塞米松等）的功效，延緩其代謝，使其作用和副作用均有所增強。因此，兩者同時服用時，必須減少皮質激素類藥物的使用劑量。

### (七) 降壓類藥物

含有雌激素的口服避孕藥，具有增強利血平、甲基多巴刺激生乳素分泌的作用，可引起乳腺增生和泌乳。因此，服用避孕藥的婦女應避免使用這些藥物。

**(八) 抗憂鬱類藥物**

抗憂鬱藥，若與口服避孕藥同時服用，可在肝臟中競爭共同的代謝酶，而使抗憂鬱藥在體內的代謝速度減慢，作用時間延長。因此，二者同時服用時，應減少三環類抗憂鬱藥的使用劑量。

**(九) 抗凝血類藥物**

抗凝血藥可抑制體內凝血酶原和凝血因數的合成，而避孕藥卻能使其增加，進而降低雙香豆素類藥物的效果，故不宜在治療期間服用避孕藥。

**(十) 治療糖尿病類藥物**

避孕藥能促進糖尿病的惡化，提高病人對胰島素的需要量(每天增加八至二十單位)，並可能會提高糖尿病患者併發心血管系統疾病的發生率。所以，糖尿病患者不宜採用藥物避孕。

所以，正在服避孕藥的女性，需要使用上述藥物時，最好暫時停用避孕藥，改用保險套、外用避孕藥及節育環等避孕方法。

## 人工流產後，用藥有禁忌

人工流產是女性避孕失敗不得已的一種補救措施，它是指在妊娠二十四週以前，採用人工方法，把已經發育但還沒有成熟的胚胎和胎盤從子宮裡取出來，達到結束妊娠的目的的流產方式。人工流產適用於因母體患有某些嚴重疾病（如活動性肺結核、嚴重的心臟病等）或妊娠合併症，不適宜繼續妊娠者以及避孕失敗者。

女性朋友應該在妊娠十週以內做人工流產，因為這個時期是最好的時段，因為人工流產手術要越早就會越簡單、越安全；反之，手術就複雜，手術後康復時間也就越慢，所以女性朋友們在在選擇做人流時要慎重考慮。

人工流產術雖然簡單快捷，但它畢竟也是一種手術，具有一定的危險性，如出血、感染、子宮穿孔等。更不能把它當成節制生育的一種常用手段，術後必須注意以下幾方面的事情，才能保護身體，恢復健康。

人工流產後用藥禁忌：

女性在人流過後需要注意的事情很多，其中用藥方面也是應該非常注意的。人流後孕婦身體處於陰血不足，陽氣偏亢的生理狀態，故用藥宜涼。妊娠期間，凡峻下、滑利、祛瘀、破血、耗氣散氣及一切有毒藥品都應慎用或禁用。

一般來說應當慎用的藥物是祛瘀通經、行氣破滯、辛熱滑利等藥物，如桃仁、紅花、大黃、枳實、附子、內桂、半夏、冬葵子等。而對人流女性亮起紅燈的藥物是副作用較強，藥性猛烈之品，如巴豆、牽牛、大戟、斑蝥、商陸、麝香、三稜、莪朮、水蛭、䗪蟲等。

人工流產後的注意事項：

1. 術後要好好休息。一般術後應臥床休息三至五天，若體溫正常，陰道流出的血性分泌物少，無腹痛等不適，可以起床活動活動，並適當做些輕微的家事勞動。

2. 加強營養。多吃一些高蛋白、高維生素類的食物，以補養身體，同時多吃些蔬菜和水果，不要忌口或偏食。
3. 注意個人衛生，保持外陰清潔。術後兩週內不宜盆浴，最好洗淋裕。
4. 人工流產後一個月內不要同房。
5. 堅持避孕。落實避孕措施，以免再次受孕，多次人流。

## 女性月經失調，用藥禁忌有哪些

月經正常是女性健康的標誌，由於其臨床表現和病因多種多樣，而患者由於對月經失調的危害和防治知識缺乏認識，不是延誤治療，就是擅自用藥，以致造成對身體的傷害。下面是月經失調用藥需注意什麼的具體內容。

(1) 月經失調是婦科常見病，無論月經先期，月經後期，月經前後不定期，月經量多，月經量少，經期延長，主要根據自覺症狀選藥服用，但購藥者需認真對照自己病症的特點再選擇用藥。月經量過多，血塊多且大，或經期超過半月或不規則出血，應到醫院診治，並與無排卵型功能失調性子宮出血、子宮腫瘤等相鑒別。

(2) 平時月經量正常，突然出現月經量過多，經期延長，或已婚婦女月經突然錯後，經量過少，須到醫院診治。

(3) 月經失調發生在青春期和更年期時，應在醫生指導下用藥。

(4) 服藥一個月經週期症狀無改善，或月經量多，經水淋漓不淨超過半個月，或出現其他症狀，應到醫院診治。

(5) 如藥品處方配有活血藥品時，在說明書中務必寫明其禁忌證。不宜在服用調經藥時與感冒藥同用。

(6) 注意情志調節有益於疾病的恢復。

(7) 服藥期間忌食生冷、游泳。

(8) 要求生育婦女，月經後期要注意早早孕或在月經來潮後服藥。

月經失調的用藥一般是不能亂用的，我們知道女性朋友在月經失調的期間總會出現一系列的不適宜的症狀，可能會痛經會出血，但是在沒有醫生的囑託下，是不能隨便用藥的，否則會導致嚴重的後果。那麼月經失調的用藥有什麼禁忌呢？下面是專家的解答，希望對您有所幫助。

對女性朋友來說，月經失調期間是女性的敏感時期，用藥應盡量避開治療婦科感染性疾病的局部用藥、激素類藥物、甲狀腺製劑、減肥 藥、瀉藥、抗凝血藥、止血藥等。

大多數女性都知道，懷孕期應慎用藥，而對月經失調的用藥禁忌則很少了解。在月經失調期間，甚至月經來潮前，應該避開的一些用藥禁忌。

例如激素類藥物：人體激素的合成與代謝平衡與女性的月

經週期也有關，因此，不可在經期使用激素類藥物，以免失去平衡。這只是一方面的有關月經失調的用藥不當的症狀展現。

活血化瘀的中藥：此類藥物不僅有抗凝、抗栓的作用，還能擴張血管、加速血液流動，因此會造成月經量過多，都是月經失調的用藥需要多加注意的地方。

另一方面，由於月經失調期間出血使得部分藥物的代謝和清除加快，女性在月經失調期間使用這些藥物時，療效便會減弱，不能良好控制病情，因此應在醫生的指導下酌情調整藥物劑量。

上述的關於月經失調的用藥的專家的解答希望對您有所幫助，如果您在平時的生活中出現月經失調的話建議您最好是不要自己隨便的用藥，去找醫生就診，根據醫生對您的病情的判斷來拿藥。

## 女性孕前用藥，禁忌記分明

隨著社會的進步，父母的文化水準也相應提高，加上計畫生育的順利進行，夫妻之間越來越重視家庭計畫，希望透過雙方的努力，孕育出健康的寶寶。

據科學研究表明，大多數藥物對精子和卵子的品質都有很大的影響，或者導致胎兒先天畸形。為了保證即將到來的新生命的身體健康，夫妻雙方在計畫懷孕期間內用藥需要特別注意，不可以忽視用藥安全。

那麼如何才能避免上述情況發生，達到優生優育的標準呢？我們需要注意以下幾點：

## 一、注意孕婦禁服的藥物

一些女性在計畫懷孕期間由於生病而需要服用藥物進行治療的，也不可操之過急而自行購藥服用，以免對卵子或者胎兒產生影響甚至危險。最好是去正規的醫院進行全面的檢查，並且在醫生的指導下用藥。如果看到孕婦禁服的藥品，千萬不能服用，否則容易造成不可逆轉的傷害和損失。

這類藥物主要包括一些抗生素、激素類藥物、止吐藥、安眠藥、抗癌藥等。女性在服用上述藥物之後，生殖細胞會受到很大程度的影響。

## 二、注意孕前用藥時間

許多女性不懂得相關的藥物知識，認為在停藥之後就能進行計畫懷孕了，殊不知，大多數情況下，身體裡的藥物成分在停止服藥後還是會有一定殘留的。由於女性的卵子從卵細胞到成熟卵子需要十四天，在這個階段內，卵子很容易受到藥物的影響。因此，女性如果想要計畫懷孕，就必須及時停藥在二十分鐘以上。此外，一些不是常見的藥物或者具有長期服藥史的患者可能對生殖細胞的影響更大，因此需要諮詢相關醫生。

## 三、注意男方用藥

卵子與精子結合成為受精卵之後才能孕育健康胎兒的可能。因此女性在計畫懷孕之前不光是要注意自身用藥，也需要掌控好男方的用藥。如果男方在計畫懷孕期間生病需要服用一些抗癌藥、嗎啡、咖啡因、類固醇、利尿藥以及抗組織胺藥等時，則需要特別注意。臨床試驗得出這樣的結論：上述這些藥物能夠對男性的精子品質產生不良的影響，一旦與卵子形成結合形成受精卵，很有可能導致新生兒存在各種缺陷，比如新生兒行為異常、發育遲緩等。

綜上所述，懷孕前的用藥，男女雙方都需要格外謹慎。如果男方或者女方由於自身病症需要長期服用一類藥物時，需要經過專業醫生的指導和判斷，以選擇一個合適的受孕時間。

## 四、避免服用中藥

許多人對中藥的認識存在盲點，認為中藥大都是純天然原料製成，對人體無害，其實這些認識都是極其錯誤和危險的。中藥大都是複方藥物，對生殖細胞的影響在短期內也不容易察覺，等到真正出問題時就晚了。

中藥也是藥物，也有一定的不良反應和副作用，千萬不能在自身生病後自行去藥房抓藥服用。

上面說的四點是女性在計畫懷孕期間內的一些注意事項，根據這些孕前用藥介紹，及時避免和改正一些用藥錯誤，才能增強對這些孕前用藥禁忌知識的理解。另外，需要許多女性朋友注意的是，平時要多注意自己的身體變化，一旦發現有不適症狀需要及時去醫院檢查。

女性在計畫懷孕期間注意這些，才能確保雙方的精子和卵子的品質，孕育出來的寶寶才會是健康的。

# 女性停經，用藥有哪些禁忌

停經是女性常見的婦科病症通常分為原發性停經和繼發性停經。如果少女在十八歲以後仍無月經來潮，則為原發性停經；後者指的是女性已經來過月經之後超過三個月沒有再來月經。二者的一些產生原因有一些是相通的，但是加以區分更利於後續的治療。

通常情況下，繼發性停經又可以分為生理性停經和病理性停經。生理性停經包括妊娠期、哺乳期和絕經期後三個時期，在這些時段內由於女性特有的生理性原因而出現月經不來潮的現象，這是十分正常的，不需要過度擔心。

大多數人關注的是病理性停經。這類畢竟是由於一些病理性的原因導致的月經不來潮，其產生的原因很多，包括全身或局部的病變都能夠導致停經。此外，一些藥物的不恰當使用也可以導致女性出現停經的症狀。

## 一、停經原因及相關症狀

### (一) 促性腺激素分泌不足

這類停經患者伴有性慾減退、腋毛或陰毛脫落、乳房萎縮、不孕等病症。

### (二) 促腎上腺分泌不足

這類停經患者伴有厭食、消瘦、乏力、暈厥等症狀。

### (三) 促甲狀腺激素分泌不足

這類停經患者伴有皮膚乾燥蒼白、畏寒、血壓低、反應遲鈍、痴呆嗜睡等症狀。

**(四) 垂體腫瘤**

這類停經患者伴有高血壓、肥胖多毛、皮膚粗糙、紅細胞過多及肢端肥大等症狀。

**(五) 卵巢功能失調**

這類停經患者伴有多毛、肥胖和不育等症狀。

## 二、停經用藥的一些禁忌

對於一些病理性的停經，需要在醫生的指導下選擇合適的藥物治療。在停經時，需要注意一些用藥禁忌才能正確把握停經的相關知識，加深對女性停經的了解。下面是一些在女性用藥的禁忌，防止停經。

**(一) 禁止長期服用避孕藥**

避孕藥中含有的成分能夠抑制女性子宮內膜的生長，容易導致正常女性月經過少甚至出現停經狀況。儘管這種狀況對於大部分女性來說都是暫時性的，只要停止服用避孕藥之後經過一段時間就能使月經恢復正常，但是對於一些本身就排卵稀少、月經量過少的女性來說，尤其不適宜服用避孕藥，改用其他的方法避孕，防止出現停經的症狀。

**(二) 禁止服用止痛降壓類的藥物**

這類藥物患者在服用之後，藥物的一些成分能夠影響人體的一些內分泌功能失調，進而引起患者產生停經。

### (三) 經期不宜服用和食用收澀、寒涼的藥品和食品

一些生冷的食品不適宜在經期服用和，因為這些東西能夠使本來經期充血擴張的血管遇冷收縮，造成經血不暢，甚至會損傷生殖器官，極容易產生女性停經。

此外，月經期間的女性不適宜喝冷水、喝飲料、用涼水盥洗和淋浴等，防止產生停經。

### (四) 經期忌減肥

許多女性追求苗條的身材，因而常常會選擇一些短期快速的藥物減肥，這樣會造成身體嚴重營養不良，甚至會增加心理壓力，造成精神性厭食以至於導致生殖器萎縮和停經的現象，因而女性不適宜在經期服用減肥藥來過度減肥。

透過了解以上情況，停經的患者需要根據自己的體質、病因等具體症狀採用適合自己的治療方法來治療停經的症狀，進而遠離停經困擾，還女性一個健康身體。

# 第六章　中藥使用宜與忌

# 使用中藥治療，必須辨證論治

隨著全球化的來臨和西醫不斷衝擊著傳統的中醫，以至於中醫發展緩慢。

面對這種狀況，關注和保護中醫迫在眉睫。畢竟中醫是傳統醫學，在幾千年的發展中累積了豐富的臨床經驗，也是古代人民智慧的結晶。這種傳統不可以完全被西藥替代。

煎熬中藥，方法得當療效佳

中醫中藥在治病保健方面有其獨特的療效，越來越受到人們的重視，但中藥和西藥有很大的區別，中藥有其固有的煎藥方法和煎藥程序，且煎熬方法與治療效果有著不容置疑的影響。現在許多人（特別是年輕人）面對大包小包的中草藥，不知如何煎服為好。現就此談一些煎服中藥的知識。

首先中藥煎熬之前需要浸泡，使其軟化。把藥倒在藥鍋裡，在煎藥前先用清水在室溫下將藥材浸泡一段時間，一般情況下，全草、花、葉、莖、皮類藥物應浸泡二十分鐘左右，根莖、種子、果實、礦物等質堅藥材應浸泡四十分鐘左右。包煎、後下的中藥也應在使用前先浸泡。

煎藥用水量要注意，一般以浸過藥面一至三公分，大劑量或鬆泡易吸水的藥物可適當增加用水量；治水腫病的藥宜少放水，兒童藥要少放水，發汗藥可多放水。放水要一次放足，不可中途加涼水。切不可用沸水煮藥，以免藥物表面蛋白質變性，而影響有效成分析出。

煎藥的容器最好選用砂鍋、陶瓷鍋，其次是琺瑯器皿、不鏽鋼鍋，嚴禁使用銅、鋁、鐵等金屬容器。用砂鍋、陶瓷鍋煎藥是因為它的性質穩定，不容易與藥物起化學反應，另外，它傳熱慢、受熱勻，不容易糊鍋。而我們常用的鐵鍋等金屬容器化學性質不穩定，在藥物煎煮過程中極易同中藥內所含的鞣酸質、甙類等成分起反應，造成藥物的療效降低或失效，以至產生副作用，患者服用後有可能出現噁心、嘔吐等現象，加重病情所以不宜使用。

煎熬中藥時要掌握好火候，未煮沸前應該用旺火，水開後就要改為文火了。同時煎煮時為了使藥煎透，最好是加蓋煎。尤其是含有揮發性成分的中草藥，如薄荷、蘇葉、藿香、佩蘭等，更要蓋好蓋，並要在短時間內煎好，以減少有效成分的揮發；有些貴重藥物，如人參、鹿茸等也要蓋住，並要用文火細煎。因為中藥的特殊性，或許有的需要敞開來，但是需要的話醫師應該會特別提醒你需要敞蓋。等藥物沸騰了以後，再開始計時。

煎熬中藥的時間因藥性而有所不同，如味厚滋養的補益藥，煎煮的時間宜長一些，煮沸後要再用文火煎煮一小時左右，以使藥中的有效成分更好的溶於水中；一些副作用較大的藥物經慢火久煎後，可以降低或消除其副作用，如附子、生半夏等，煎煮的時間也要稍長一些；如果是治療風熱感冒等的解表藥，藥中有效成分含有揮發性質，如薄荷，就要少煎一點時間，防止藥物的有效成分揮發了，影響藥物療效。解表藥不能久煎，通常煮沸後再用文火煮十五分鐘即可。

一劑中藥一般煎兩次，第二次煎熬的時間可以短些，最好將每次的煎液用紗布趁熱過濾，然後將兩次煎熬液合併，裝入密封容器內待服。一般煎熬成的藥液，成人藥量約為兩百五十毫升（相當於八分滿的普通飯碗），兒童藥量約為一百五十毫升（相當於半碗普通飯碗）。湯藥煎好後，在一天內服完為好。有些人煎煮中藥，喜歡把藥液分成幾次吃，當天服不完，就留到次日服，這樣做是不好的。如果因各種原因需要將藥液隔夜放置，應將藥液放在加蓋容器中，放置冰箱中冷藏保存，煎好的中藥應該在二至八度下保存，保存期限一般在一週左右，最長不能超過半個月。飲服前用家用微波爐加熱三十秒至一分鐘。

對於特殊藥物，先煎、後煎、沖服、包煎等，都要遵醫囑採用不同的煎熬方法，主要有以下幾種情況：

1. 「先煎藥」：先煮沸十至十五分鐘，再加入其他藥同煎。
2. 「後煎藥」：在一般藥物即將煎至預定量時，再投入同煎五分鐘即可。
3. 「溶化藥」：應在其他藥煎至預定服藥量時，濾取藥汁，加入「溶化藥」文火煎熬，不斷攪拌溶解即可。
4. 「沖服藥」：將「沖服藥」調入煎好的藥汁或開水中服用。
5. 「包煎藥」：絨毛類藥物及粉末煎煮時宜做成布包入鍋，以減少絨毛對喉的刺激。
6. 其他特殊藥物須按醫囑煎熬。

中藥的煎煮方法對於有效的利用藥物和提高治療效果十分重要。合理的煎煮中藥可以充分發揮藥物的作用，對於防治疾病意義重大。因此在煎熬中藥的時候，一定要遵從傳統的煎熬程序，才能保證中藥的品質和療效。

## 中藥用法講究多，謹遵醫囑療效好

中藥是醫學幾千年來發展的產物，是智慧的結晶。經過這麼長時間的發展和完善，中藥的用法也是很有講究的，正確的用法既能夠適應患者病情的需要，也對治療效果產生很大的影響。因此，患者如果需要服用中藥時，應當特別注意用法，以免影響治療效果。

那麼，中藥在服用時究竟有哪些要求呢？對此，作者總結出以下幾點供讀者參考：

### 一、中藥湯劑在服用時要注意溫度

中醫把中藥湯劑的溫度要求分為三類，分別是熱服、涼服和溫服。

首先，需要熱服藥汁的病症必須是中醫上認為的寒症。這類病症主要包括由於寒邪犯胃、外感風寒引起的十二指腸潰瘍和胃潰瘍等。煎藥的時候需要用旺火，在藥湯沸騰八分鐘左右時趁熱喝下，以達到健脾溫中、驅散風寒的治療效果；其次，需要涼服或冷服湯藥的主要是支氣管炎、肺炎以及風熱感冒等疾病出現的舌紅、口乾、便祕等熱性病症。選擇這種用藥方法可以增加治療效果；溫服的藥指的是一些平常的滋補性中藥。

此外，一些需要內服的丸劑和粉末可以用溫開水吞服。如果需要加快疏通，則可以加適量白酒送服，如需要引導藥物進入腎臟的，則可以加些淡鹽水送服。

## 二、中藥在服用時注意次數

中藥在服用時，必須按照醫生的指導，嚴格控制每天服用的次數，這樣既能保證藥物的療效，又能減少中藥的一些有毒成分對患者身體的損害。

通常情況下，普通的中藥每天可以服用二至三次，如果疾病屬於急性病症，則需要每隔四個小時服藥一次，而且要注意不能間斷服藥，保證藥物的療效。對於一些慢性病症，患者只需要每天服用二次，早晚各一次就可以了。

此外，如果是治療藥物中毒或者嘔吐的中藥，則每次不需要服藥過多的量，只需要增加服藥的次數就可以了。一些瀉下藥和發汗藥在服用時需要考慮患者的身體健康，在考慮自身體質強弱的前提下再服用這類藥。如果在服藥後已經發汗、腹瀉，就可以停止服藥，不可以服用這些藥過多過長。

## 三、中藥服藥時間不可隨意

中藥在一個正確的時間服藥時，才能符合藥物的特性和病情的需要。根據長時間的臨床用藥實踐，現在已經總結出了一些藥物的正確服藥時間，一般性的藥物可以選擇在飯後服用，其他藥物的服藥時間根據藥物的類別區分如下：驅蟲藥和瀉下藥需要在空腹的時候服用；滋補中藥在飯前服用效果最佳；對腸胃刺激性較大的中藥需要在飯後服用；安眠寧神的藥適宜在患者臨睡前服用……

### 四、注意服中藥之後的護理

中藥除了把握煎服的方法和用量以外，還需要注意服用之後的調理。比如服發汗藥後即需安臥，服辛溫發表藥宜蓋被取微汗以助之，而服辛涼發表藥則不宜捂被。凡服發汗藥者，只宜取得通體微汗，不可令人大汗淋漓，以防發汗太多而虛脫（尤其老年人）。若發現服藥後汗不出者，可加服些熱開水或熱稀粥，以助藥力。服發汗藥後，不可即食酸味食物及冷飲。服催吐藥應囑患者束緊肚腹，服用後不即吐者，可用羽毛或手指探吐，再飲些溫開水或生蛋清。但如出現吐而不止者，可食些冷稀粥或飲冷開水。

以上是服用中藥的一般常識，給嬰幼兒煎服中藥時，還有一些要特別注意的事項，需遵醫囑。

## 服藥時間有要求，根據病情藥性定

為了讓藥物取得良好的效果，經過長時間的臨床經驗，我們的古人早已明白，在適當的時間服藥可以達到這一目標。這種說法可以從《湯液本草》中的「藥氣與食氣不欲相逢，食氣消則服藥，藥氣消則進食，所謂食前食後蓋有義在其中也。」等表達中窺知一二。

所以，中藥的服用對於時間是有要求的，最好需要根據患者的病情和藥物的性質做雙重考慮。下面就介紹一些中藥常見的服藥時間：

## 一、湯劑的服用

中藥湯劑一般每天服用一劑，分兩次煎服，每次的間隔時間為四到六個小時。具體的時間可以根據患者病情的急緩、胃腸的狀況以及藥物的特性等情況綜合考慮後再做決定。具體情況介紹如下：

### (一) 清晨服藥

患者選擇在清晨服藥的時候最為合適。因為在這個時候，胃和十二指腸內的食物都已經消化，沒有內容物，藥物進入後不用跟食物混合，能夠迅速進入腸道，可以更好的發揮藥物的。因此一些利尿峻下藥和驅蟲藥等可以再清晨空腹的時候服藥，以保證藥物效果，而且還可以避免夜間服藥時頻繁起尿，進而影響睡眠品質。

### (二) 飯前用藥

如果患者的病症的部位在胸腹之下，比如是一些治療胃、肝臟、腎臟等部位的疾病的藥物需要在這個時段服用。這也是有一定道理的，因為在飯前人的消化吸收系統較為活躍而食物沒有進入，先服用藥物之後，能夠被身體迅速吸收，進而促進藥物的治療效果。大多數藥物都適合在這個時段服用。

### (三) 飯後用藥

這個時段用藥的患者主要是一些頭痛、眼疾、眩暈、咽喉痛等胸膈以上的病症。因為在這個時間服用，胃腸中含有的內容物較多，藥物同食物混合後減輕了對胃腸黏膜的刺激，保證了人體的安全服藥。

因此，這個時段服用的藥物大都對胃腸道具有一定的刺激性。此外，一些健胃消食的藥物也適合在飯後服用，做到及時服藥，達到消食的目的。

值得注意的是，無論是飯前還是飯後服藥，一般的藥物，服藥時間和進食時間之間最好是間隔一個小時以上，防止影響藥物和食物的消化吸收。

**（四）特定時間用藥**

有一些藥物為了確保患者身體健康和治療效果，應該根據具體情況在特定的時間內服用。比如慢性病需要長期定時服藥；安神的藥物最好是在睡前半個小時至一個小時內服藥；緩下劑應當在睡前服用，以方便第二天起床後的正常排便；止遺澀精的藥物應當在晚上服一次藥，以鞏固療效；活血散瘀抗瘧藥可以在瘧疾發作前兩個小時服藥等。

因此，不管是西醫還是中醫，選擇正確的服藥時間，才能得到最好的治療效果，在這一點上，中藥的用藥時間分得更細，這樣也有利於患者的疾病治療。

**（五）服藥間隔時間和次數**

中藥在服藥的時候不光需要注意服藥時間，還需要注意每次服藥的間隔時間和次數。一般情況下，中藥每天需要服用三次，但是也可以根據患者病情的輕重緩急來確定服藥次數。如果病情比較緩和就可以每天服用二次；病情比較急促和嚴重的患者，可以在醫生的指導下，適度增加服藥的數量和次數，最好是在夜晚也需要起夜一次服藥，以保證藥效的持續性，進而更快的減輕病情和緩解症狀，促進患者身體恢復健康。

## 服藥後的護理，視病情不同而有別

人在生病之後需要經過醫生診斷之後再吃藥，這是許多患者都知道的過程。此外，病人在服藥之後需要注意什麼問題和照顧，這就需要了解一些護理知識了。

生活中，許多患者在生病服藥之後都是自己照顧自己或者家人護理，他們也不懂一些護理知識，因此往往會忽視服藥後護理這一環節。殊不知，服藥之後的護理也能夠對患者疾病的治療達到很好的效果。因此，正確對待服藥之後的護理，是患者自身或者家人需要注意的地方。

### 一、一般病人用藥後的護理

這類病人患的都是一些常見的病症，在服藥之後只需要注意多休息，不要運動過度或者從事超時的體力勞動，保持患者的精神安定，及時觀察患者在服藥之後一段時間內的身體和行動變化。為了防止出現藥物的不良反應，對於初次服用一些藥性較強的中藥之後，需要注意仔細觀察。

此外，不同類型的藥物在服用之後也需要不同對待。比如：患者在服用發汗類的藥物之後，由於藥物的作用，身體會短暫性缺水，患者這時候需要多喝一些溫開水、熱湯或者熱粥，既能補充水分，又能幫助發汗。需要注意的是，只要患者全身有微汗排出即可，不能讓患者全身大汗淋漓，在服藥之後需要找個避風的地方發汗，以免產生其他不適的症狀。一些中藥性質的利尿劑在服用之後，最好是觀察和記錄尿液的顏色、次數和排尿量，以便醫生分析治療效果。

## 二、危重病人用藥後的護理

對於一些病情危重的病人，最好是需要家人或者專業的護理人員進行護理。尤其是在病人用藥之後，一定要仔細觀察病人口唇和臉部的色澤，神志清醒狀況，四肢的體溫、出汗量和大小便情況，並且做好詳盡的記錄，防止出現危險，威脅病人的生命安全。

## 三、留意一些藥物的正常反應

一些藥物由於自身的藥物性質和治療方向，在患者服用之後會出現一些異常狀況，這時候需要仔細區分對待，不可以草木皆兵，稍有一點不正常的症狀就緊張就醫。例如：一些驅蟲藥（如烏梅）在患者服用之後會出現一定程度的輕微腹痛，這些都是服用藥物之後的正常情況，沒有必要大驚小怪，只需要在服藥之後注意大便是否改變以及有無寄生蟲排出，以此來判斷治療效果。

## 四、服藥之後注意飲食

無論是中藥還是西藥，在服藥之後，患者都需要注意飲食。有些食物會降低藥效或者加重病情甚至產生嚴重的不良反應和副作用。

### (一) 影響藥效的食物

(1) 服用含有紫蘇成分的中藥之後，不宜吃蝦類和黃鱔；

(2) 一般中藥在服用之後都需要禁止喝酒和飲茶，除非是一些需要溫酒送服的疏通類藥物。

### (二) 促進疾病康復的忌食類型

(1) 如水腫病人忌食腥氣發物，宜低鹽飲食；

(2) 泄瀉、痢疾、消化不良、高脂血症、高血壓、冠心病、膽囊炎、膽石症，均應忌吃油膩食物；糖尿病者忌吃甜食；

(3) 咳嗽、哮喘、皮膚病者忌食魚腥水產品及酒；

(4) 出血病人忌吃辛辣食物及熱食；癰皰疔癤病人忌食辛辣、酒、油膩等發物（豬肉、鵝肉）；

(5) 婦女月經期忌食生冷食物及酒類。

## 孕期各種症狀，該如何使用中藥

女性在懷孕期間如果生病，在用藥上需要特別注意。由於孕婦處在這個特殊的生理時期，既需要注意自己的身體健康，也不能忽視胎兒的正常發育。

一般情況下，藥物對於胎兒都有一定的影響，需要避免使用藥物。一旦生病，如果只是很小的狀況，盡量用一些非藥物的方法來緩解症狀；如果患的是急症和較為嚴重的病症，確實需要服藥的，則在醫生的指導下，盡量選擇一些相對安全、副作用小的中藥進行治療，防止胎兒出現畸形或者其他危險。

那麼，女性在懷孕期間遇到的一些常見症狀該如何使用中藥呢？具體介紹如下：

## 一、妊娠期間感冒用藥

這類病症要根據病情不同而採用不同的中藥：虛症引起的感冒，可以用香蘇散、桂枝湯治療；實症引起的可以採用葛根湯治療；如果是比較嚴重的感冒則可以用麻黃湯；伴有咳嗽的肺血虛燥熱型感冒，可以用麥門冬湯可以滋潤肺部，緩解症狀，但是由於這味藥中含有半夏，孕婦服用時間不宜過長，以免導致流產。

## 二、產褥期和哺乳期的用藥

### (一) 產後子宮復舊不全

這種情況可以服用一些補中益氣湯、四物湯、芎歸膠艾湯、十全大補湯等湯劑以及桂枝茯苓丸等中藥。

### (二) 產後便祕

這類病症可以服用麻仁丸、潤腸丸。注意不能使用大黃，以免服藥後導致盆腔充血引起陰道出血增加，並且藥液成分可以使乳汁變黃。

### (三) 產後陣痛

這種病症可以使用芍藥散、芍藥甘草湯進行治療。

### (四) 產門不閉、骨盆底會陰肌肉鬆弛

這兩種症狀都可以服用補中益氣湯、十全大補湯進行治療。

### （五）催乳

如果處在哺乳期的婦女乳汁分泌不足，可以服用四君子湯和四物湯混合而成的八珍湯、葛根湯、桂枝茯苓丸、補中益氣湯等中藥催乳。

## 三、妊娠中毒症用藥

妊娠中毒症在臨床上分為輕度妊娠中毒症、中度妊娠中毒症和重度妊娠中毒症三類，指的是女性在妊娠 - 二十週之後出現水腫、蛋白尿以及高血壓，甚至出現抽搐與昏迷的症狀，嚴重的話危及生命安全。

如果女性患上妊娠中毒症，最好先以飲食療法和降壓利尿這兩種方法治療為主，減少子宮內的灌流量。患者可以服用五苓散、防己黃芪湯、當歸芍藥散等中藥進行治療，由於中藥不影響體內電解質平衡，因而效果較慢，適當的情況下可以在醫生的指導下使用一些西藥配合治療，中藥則主要以預防為主。

## 四、妊娠嘔吐

女性在妊娠期間伴有經常性的嘔吐，則可以服用半夏厚朴湯、半夏瀉心湯、小半夏加茯苓湯或者五苓散治療症狀。其中，半夏厚朴湯適用於有精神煩躁和其他精神症狀的女性患者，而有大量水樣嘔吐的女性患者適合用五苓散。

## 五、妊娠期間的膀胱炎

這類疾病主要可以用當歸芍藥散進行治療，並且根據具體症狀輔以其他中藥。如果患者伴有尿道痛，則可服用豬苓湯、五苓散等中藥；如果患者伴有尿閉的症狀，可以採用補中益氣湯和五苓散一同服用的方法來緩解症狀。

### 六、妊娠期貧血

在妊娠期，女性的全血量應該比平時增加百分之三十至百分之四十才能保證正常需求，否則就會容易引發貧血。這時候可以使用當歸芍藥散來補血及利水，以治療因水滯留而造成的血虛。此外，還可以使用歸脾湯，並注意補充鐵劑來緩解貧血症狀。

透過以上介紹，讀者可以根據相關症狀，合理選擇用藥，保證孕婦和寶寶的身體健康。

## 寶寶靚湯，能使用哪些中藥食材

隨著生活水準的提高，許多家庭都重視對寶寶身體的調理。其目的主要為健脾，脾胃調理好了，體質就上去了。家長可以選用黨參、穀芽、麥芽、山楂、獨腳金、淮山、芡實、蓮子、茯苓等健脾開胃、消化作用的中藥食材，根據口感加入靚湯、糖水之中。

在這個乾燥的季節，很多家長都會煲點靚湯讓家人好好滋補。其實，全家人不適宜喝一鍋湯，比如：大人的壯陽、滋陰等進補方式並不適合兒童，胎盤、鹿茸、蜂王漿可引致性早熟，苦寒的中藥會讓孩子脾腎受損……那麼，兒童靚湯能使用哪些中藥食材呢？在此，建議家長選擇一些有健脾養胃類的食材。

寶寶「滋補」的方式主要為健脾，脾胃調理好了，體質就上去了。家長可以選用黨參、穀芽、麥芽、山楂、獨腳金、淮山、芡實、蓮子、茯苓等健脾開胃、消滯作用的中藥食材，根據口感加入靚湯、糖水之中。「脾胃虛弱，常神疲倦怠、形體瘦弱、大便異常的孩子可以常常喝這類靚湯。但家長注意靚湯中藥材的分量別太多，三歲以上的孩子每次用十至十五克就可以了。」

此外，太子參也比較適合兒童食用。黃啟輝介紹道，太子參又名孩兒參、童參，有補氣益血、生津、補脾胃的作用，家長可以用它煲瘦肉湯給寶寶喝。這款湯對寶寶夏季的久熱不退、食欲不振、咳嗽、心悸等虛弱之症及生病過後體弱無力、自汗、盜汗等症都有很好的輔助調養效果。

不要覺得反正是湯水，而不是藥，喝多少無所謂。其實，既然加了中藥材，那麼湯就成了藥湯，要注意藥物的適應性。黃啟輝認為，除了食補之外，家長更要注意糾正孩子的不良飲食習慣，不要讓孩子吃生冷的東西，如雪糕、汽水等冷飲，中醫認為寶寶為「純陽之體」，生冷食物會傷了孩子的陽氣。

一些地區家庭常煲的幾味藥膳靚湯是否適合兒童飲用呢？在此做一些簡單的分析：

## 一、參玉竹麥門冬煲老鴨

這款為清補涼湯，很適合一些濕熱的氣候地區的寶寶服用。但沙參、玉竹、麥門冬、老鴨都是滋陰、清熱的東西，寶寶長期大量飲用會損傷陽氣，以致不能將濕氣排出體外，會造成脾腎虛弱，反而更容易生病。

**二、雞骨草煲豬橫脷**

雞骨草能清熱解毒，對寶寶而言過於寒涼，常喝會傷了孩子的陽氣。

**三、田七燉雞**

民間認為田七燉雞給寶寶喝，可以長高。田七有生熟之分，生田七可以散血消腫，熟田七則可以補血補氣。但對寶寶嬌嫩的身體而言，生、熟田七的藥性都很猛，中醫認為屬「虎狼之藥」，日常食療不宜使用。

透過了解這幾樣基本的寶寶靚湯，家長只需要學習相關的做法，每隔一段時間做一款適合寶寶的湯，一定能夠達到健脾養胃，增強體質的作用。

## 兒童服中藥，需要注意的事項

隨著中醫藥的發展和在世界範圍內的廣泛傳播，中醫藥對於預防和治療一些兒童常見病個疑難雜症都有很好的效果，越來越受到醫學界的重視。相對於西藥來說，中藥的不但治療效果顯著，而且對人體的副作用較小，因而越來越多的家長在給孩子治病時，都要求醫生開一些中藥進行治療。

一般來說，大多數中藥都是透過就水煎服之後再口服，這既是最傳統的方法，又是最基本的給藥途徑，需要家長了解和掌握。如果家長掌握不了中藥的服用方法，不光會給服藥過程中帶來阻礙，而且還有可能對兒童的身體產生不利影響。因此，許多兒科醫護人員和家長都應該注意一些兒童服中藥過程中的方法和要求，保證兒童的正確用藥和安全用藥。

## 一、湯劑的煎服方法

不同的藥物、花、種子、葉、根莖等的煎煮時間都應當有所區別。其中，花和葉為原料的中藥應當縮短煎煮的時間，大約為五至十分鐘；砂仁等滋補藥品需要的時間應當在煮沸之後。此外，不管是哪種藥物或者滋補中藥，都需要用溫和慢慢的燜。

由於中藥的煎服方法複雜且要求多，最好是請專業的兒科工作人員根據醫生開的處方箋煎服，尤其是一些有特殊要求的中藥，更應該如此，防止自行煎服的藥湯療效不足或者煎煮不當產生有害的物質。這些對於兒童疾病的恢復都是十分不利的。

## 二、注意炒劑量

兒童的身體還處於生長發育階段，一些重要的器官發育還未完善，兒童的胃容量較成年人小，特別是嬰幼兒的胃呈水準位，如果藥量過多，很有可能造成兒童嘔吐，嚴重的話還會產生窒息。因此，為了讓中藥達到良好的治療效果，並確保用藥安全，需要根據兒童的年齡來確定不同的炒劑量。一般情況下，新生嬰兒為一百至一百五十毫升；幼兒為一百五十至兩百毫升；學齡前後的兒童為兩百至三百毫升。

## 三、注意服藥時間

兒童餵中藥應該是間餐（或飼養）的兩倍，這是一個很好的藥物充分吸收和利用。飯前和藥物是一頓飯可能會引起嘔吐等不良反應後容易刺激胃腸黏膜，用藥。原則上應在飯後一個半小時或更長時間的餵養適當。孩子寬容，餵養更好的小數目。

### 四、注意餵服方式和技巧

藥物治療：中醫中藥湯劑煎好，家長應該品嘗過熱，極易燒壞孩子的喉嚨，食道，胃黏膜，或過冷會導致胃部不適，也會影響療效。兒童服湯，盡可能鼓勵自取，或用小勺慢慢餵口的液體沿。嘗試採取服用藥物，藥物吸收後的休息，以避免過度活動和催吐。藥物專利藥物，盡可能不加糖，以免影響療效。如果方苦寒的中藥，如黃連、黃芩等，可以添加甘草的數量，以減少苦味。家長要有耐心，還要小心，不要捏鼻或壓制舌頭餵藥，以免藥物嗆入氣管。

## 服用中藥，必須注意飲食忌口

中藥忌口之說由來已久，一般說來患者在服藥的時候注意飲食，這樣能夠避害就利，充分發揮藥物的治療效果。同時，這樣做也可以避免一些藥食結合之後可能出現的不良反應和副作用，保證了患者的身體健康。

生活中，如果在服用中藥的時候，長期大量的吃一些食物，會沖淡藥效甚至使之完全失去效果。為了保障中藥的療效，使其快速治癒患者的疾病，在服用中藥時一定要注意食物忌口的相關知識。下面我們透過一些中藥忌口的相關知識來讓讀者了解忌口的重要性。

## 一、中藥忌口的含義及原則

相信讀者一開始就會問了，什麼是中藥忌口？其實中藥忌口就是患者在服用某些中藥的時候，不適宜出一些種類的食物，如果吃了就會降低藥物的治療效果甚至對患者身體造成傷害。需要忌口的食物一般有兩類：一類是藥物和食物的性味相同，會極大增強藥物對人體的力度，超出人體一般的承受範圍，使治療的結果適得其反；另一類是藥物和食物的性味相反，吃了這類食物之後，會抵消減弱藥力，進而達不到預期的治療效果。

此外，還需要注意中藥忌口遵循的一個原則就是患者在服用寒涼或者溫熱的中藥時就盡量吃一些性味中性平和的食物。

## 二、中藥忌口的具體類型

經過多年的臨床觀察和豐富經驗，醫藥工作者和居民或多或少知道一些食物與藥物的忌口種類。

### (一) 服用中藥不宜喝濃茶

這一點是許多普通家庭都知道的常識。根據科學研究表明，茶葉中含有一種叫做鞣酸的成分，茶越濃，含量越高，在和中藥一起服用的時候會直接影響人體對藥物中的一些有效成分的吸收，進而降低了藥物的治療效果。

### (二) 服用中藥不宜吃蘿蔔

蘿蔔在中醫上有「破氣」和「消食」的功效，因而需要注意在服用中藥時不能吃蘿蔔，尤其是在服用人參等滋補藥品的時候忌食蘿蔔，避免失去補益的作用。此外，如果服用的是理氣化痰類的藥物，則不用擔心。

**（三）服用中藥不宜吃辣椒**

對於一些上火等熱性的病症，在服用滋陰消炎或者清熱涼血的藥物時不能吃辣椒，否則會使藥物的效用降低，影響患者的治療效果和疾病恢復。

**（四）服用中藥不宜吃生、冷、油膩食物**

生、冷類的食物能夠對胃腸造成一定的刺激，影響身體對藥物的有效吸收，而過於油膩的食物不但不易消化吸收，而且和藥物混合之後會阻礙胃腸對藥物的充分吸收，最終影響藥物的治療效果。

**（五）其他的一些中藥忌口**

大蒜中含有的蒜素能夠刺激胃腸黏膜，使黏膜在一段時間內保持充血狀態，如果患有腸胃炎、慢性胃腸炎等消化道疾病的患者在服用溫胃、健脾的藥物時吃了大蒜，很有可能導致藥物不能發揮治療作用，影響疾病的治療。

## 服用中藥，切忌迷信偏方

中醫的歷史源遠流長，在發展過程中加入了一些人民群眾對抗某些疾病的經驗結晶。這些就稱為民間流傳的偏方、祕方。

這類偏方、祕方往往具有取材容易、製作簡單的特點，而且大多數人寄希望於它的顯著療效以及相對低廉的製藥成本。因此，在醫藥科技日趨發達的今天，民間的偏方仍然被許多人民群眾使用，有一些甚至開發成藥品生產廠商的新藥品。

但是，事物都有兩方面，在偏方給人們帶來好處的同時也需要注意偏方的由來。據了解，偏方大都是在古代醫療水準低下的情況形成的，是一種不得已而為之的做法，因而具有很多局限性和不科學的地方。

此外，偏方大多數都是經過人們的口耳相傳而一代一代流傳下來的，因而很有可能會以訛傳訛，把最初的藥名。製作方法、用法、用量等弄錯，而且目前市面上的偏方大都是良莠不齊，一般人根本無法區分。

因此，偏方雖然傳的好，但是不能迷信，避免盲目使用而貽誤病情，嚴重的話對身體造成更大的傷害，甚至造成患者致殘、致死，患者在選擇中藥時，要謹慎用藥，在醫生的指導下用藥。

下面介紹一些常見的迷信偏方造成危害的情況，有助於幫助患者避開這些盲點，做到安全用藥。

## 一、誤用燙傷偏方

生活中，許多人由於一時不小心，身體某些部位會被燙傷，如果創傷面積不大，就會採取一些所謂的偏方進行治療。比如在燙傷面上塗抹一些醬油或者食油，認為這樣既能夠保護傷口，防止發炎，也能夠減輕燙傷者的疼痛。其實，這種做法是非常不科學的，不但緩解不了燙傷的症狀，反而會增加創傷面感染的機率，進而加重了燙傷的病情。

### 二、吞食動物膽來預防疾病的危害

一些偏方中常常提到，經常食用一些魚膽、雞膽、豬膽、羊膽和甲魚膽能夠治療一些疑難雜症，殊不知動物膽中大都含有過量的重金屬，長期服用極容易造成嚴重的中毒症狀，甚至患上腎衰竭和急性肝炎，如果不及時治療，很容易對患者的生命產生威脅。近些年來，蛇膽、蛇血等成了許多地方的滋補藥膳，認為它能夠清肝明目、怯濕化痰、祛風鎮驚的功效，極其容易患上一些寄生蟲病。

### 三、含有劇毒藥物的偏方

許多民間流傳的偏方含有一些劇毒的藥物，認為以毒攻毒才能迅速治療疾患。比如苦杏仁中含有劇毒的氫氰酸，適當服用可以平喘、止咳，但是如果大量服用則有可能造成氰中毒，危及生命。所以，患者特別注意，如果在一些所謂的偏方、祕方中發現了含有劇毒的藥物，千萬不能隨意服用，一定要小心為好，去正規的醫院諮詢專業的醫師，以免有性命之憂。

總而言之，中醫發展至今，留下的這些民間偏方，需要事先對偏方的來源和藥物成分、藥物療效以及用法用量等有一個全面的認識，看清楚藥物的成分，如果有可能引起藥物中毒的成分，需要向醫生諮詢，在考慮是否服用，以保證自身的安全。

## 中藥藥性雖溫和，也不可隨意服用

較之西藥而言，中藥確實藥性相對溫和，大多數藥物都是天然製劑，不會干擾人體的電解質平衡，保證了患者的身體健康。

針對中藥這些優點，社會上有相當一部分人誇大中藥的效用，認為中藥無害，即使沒病平時可以多吃些補身子。這些觀點和看法都是十分錯誤和危險的。中藥不管怎樣，它還是一種藥物，傳統醫學上就說「是藥三分毒」，副作用小也不能隨意服用，如果不聽勸告，濫用中藥的話很有可能對人體產生不可挽回的影響。

下面就列舉一些普通人都耳熟能詳的中藥，介紹這類中藥正常的用法用量，確保患者用藥安全。常見的藥性平和的中藥有膨大海、決明子、枸杞子、甘草、人參、菊花、金銀花等，患者也應當掌握正確用法用量，不可隨意服用。

## 一、膨大海的正確使用

膨大海在中醫上常用於清肺利咽、潤腸通便。其性寒，味甘，有一定的副作用。值得注意的是，膨大海只對由風熱邪毒侵犯咽喉造成的暗啞有效果，而對於其他原因導致的暗啞毫無效果。

此外，脾虛以及老年人發生類似症狀需要慎重使用膨大海，應盡快就醫。膨大海的可以透過茶水服用，為了防止患者產生中毒現象，每次服用量不得超過三粒。

## 二、決明子的正確使用

決明子在中醫上常用於清肝明目和降血壓、降血脂，其性微寒，味甘、苦。患者需要注意，決明子可以引起腹瀉，常作為一種瀉藥，如果長期服用對患者身體產生不利影響，損傷身體正氣。

此外，決明子也不適合女性長期服用，否則會導致女性月經失調甚至誘發子宮內膜異位。一些低血壓、泄瀉和懷孕的女性也需要慎重服用決明子。一般情況下，患者每日服用決明子的用量為十至十五克。

## 三、枸杞子的正確使用

枸杞子在中醫上具有益精明目、滋補肝腎，延緩衰老的功效，其性平、味甘，對於一些抵抗力差、身體虛弱的患者恢復很有效果。值得注意的是脾虛有濕、外邪實熱和泄瀉的患者需要忌服。

此外，由於枸杞子溫熱身體的作用相當顯著，一些性情過於急躁、患有高血壓的人或者大量使用肉類而滿面紅光的人不適合服用。腹瀉、身體有發炎以及正在感冒發燒的患者也不適合吃。枸杞子需要長時間堅持服用才能有效果，每天適合的用量在五至十五克。

## 四、甘草的正確使用

甘草在中醫上有潤肺祛痰、補益心脾、清熱解毒、緩急止痛、調和諸藥等功效，其性平、味甘。需要注意的是，患者不能長時間服用甘草，以免引起血壓升高和身體水腫，同時還會導致低血鉀症，誘發肌肉無力、心律失常等併發症。

此外，濕盛脹滿的患者也不適合服用甘草，以免加重病情。正常的患者每天的用量為三至十克。

## 五、人參的正確使用

人參作為一類滋補藥材，能夠生津安神、大補元氣、益肺補脾，還能夠提高免疫力、抗衰老，對人體的中樞神經系統達到興奮作用。值得注意的是，滋補藥品也不能濫用。比如：身體強壯的人如果長期過量的食用人參很有可能會口乾舌燥、甚至鼻子出血。而且，對於一些因為實症和熱症而正氣不虛的患者也不能服用。

此外，人參適合在秋冬季節進補，不適合在夏天服用，服用過程也需要注重循序漸進，不能過量服用。在服用人參之後，不能飲茶、葡萄和蘿蔔。前兩者含有鞣酸，容易和人參中的蛋白質發生反應產生化合物沉澱，影響人體的吸收，後者在中醫中認為有洩氣的效用，如果一同服用，就會大大降低身體對人參中營養成分的吸收。需要服用人參的患者每天的用量保持在五至十克左右。

## 六、菊花的正確使用

菊花在中醫上有平肝明目、疏風清熱、解毒的作用，其性微寒，味甘、苦、辛。值得注意的是，氣虛胃寒、食少泄瀉以及陽虛體質的患者應當慎重服用。

此外血瘀型、痰濕型、陰陽兩虛性高血壓患者也不適合服用菊花。正常的患者在選用菊花時，最好選用蘇杭一帶的小白菊和大白菊，每天可以用菊花泡茶飲用，保證六至十克的用量。

### 七、金銀花的正確使用

金銀花在中醫上認為有散表熱和清裡熱的功效，其性寒、味甘。需要注意的是，金銀花由於其性寒，不適合脾胃虛寒、陰證瘡瘍和體弱氣虛的患者以及處在行經期的婦女服用。

一般金銀花的服用方法為每天用一茶匙（大概三到四克）乾燥的金銀花，加入茶葉，用開水沖泡後十分鐘再飲用，可以加入適量的蜂蜜或者冰糖來調味。

透過了解以上常見性溫和的中藥服用方法，讀者想必已經知道，中藥的服用還是有一些要求和禁忌的，不可能隨意服用，以免造成危險。

## 中藥也有副作用，孕婦不可亂用

儘管隨著人們知識水準的提高，對於一些藥品知識也有相關的了解，但是還有許多人對於中藥的使用還存在一定得盲點，大多數人認為中藥與草藥沒有區別，還有的人認為中藥不會吃死人，還有人認為中西藥聯合使用療效更好。區食品藥品監督管理局的有關人士表示，是藥都有三分毒，就是使用中藥也要有醫生指導，不能自己隨便使用。

關於藥物不良反應的問題本報已經做了系列報導，記者在採訪中了解到，市民對於中藥的使用還存在一定得盲點，大多數人認為中藥與草藥沒有區別，還有的人認為中藥不會吃死人，還有人認為中西藥聯合使用療效更好。是藥都有三分毒，就是使用中藥也要有醫生指導，不能自己隨便使用。

## 一、中藥與草藥有區別

中藥與草藥有區別，在藥物治療中，人們所說的中藥，除了中藥錠和中藥材，還包括動物類、礦物類藥等。中藥材有規定的採收季節，特定的入藥部位、嚴格的品質鑒定標準，經過特殊的加工炮製方法就成了中藥錠，其用量、煎煮方法、服用方法以及它的性味、藥物作用功效、副作用，藥典都有明確規定。

平常在中藥房裡獲得的是經過加工炮製的中藥錠。中藥材或中藥錠買賣場所都需持有經營許可證，並配備至少一名中藥師。草藥多指一般野生的植物類藥材，屬於地方習性用藥材，其處理通常僅經過晒乾或切片，沒有規定的炮製標準，特性成分未被研究，也尚未正式歸入藥典，一般在市場可以進行買賣。

## 二、中藥也有毒

記者調查中了解到，認為中藥無毒是患者選擇其用於治療疾病最主要的原因。有些中藥不但有毒而且有大毒，《神農本草經》就根據其藥性、功效、副作用等特性，將三百六十五種藥物分別歸納為上品、中品、下品三類。

上品藥為無毒、久服不傷易人的強壯滋補類藥物，如人參、甘草、紅棗紅棗、枸杞、阿膠等；中品藥為無毒或有毒，對疾病能起抑制、補虛作用的藥物，如丹參、沙參、五味子、黃連、麻黃等等。下品藥是有毒而性烈，可除寒熱，破積聚的藥物，如大戟、巴豆、附子、甘遂、羊躑躅。

常見的一些有大毒的中藥如烏頭、雷公藤、洋金花等，使用不當或使用過量都會造成嚴重後果，這些中藥在入藥前必須經過人工炮製使其副作用降低。即使是屬於上品的人參使用過當也會導致溶血。可見中藥並非絕對無毒，因此千萬不可亂吃。因自行購買中草藥作為湯料，食用後中毒入院治療的案例也並非少見。建議在專業指導下使用中藥，是非常必要的。

## 三、中藥製劑也有副作用

由於患者認為中藥無毒，或者中藥方劑絕對安全的看法，因此也認為中藥是無副作用的，特別是長期服用中藥過程中，患者和醫生只關注了療效，卻忽略了中藥的不良反應。

比如：三九胃泰膠囊內服致固定性藥疹，全身蕁麻疹型藥疹，孕婦過敏型藥疹，沖服致過敏出現周身丘疹或風團，痛癢，頭痛，高熱，休克症狀；丹參注射液的使用導致過敏；葛根素注射液導致溶血等等。

隨著先進中藥檢測技術的發展，對中藥有效成分的鑒定，發現有些中藥在使用當中確實會產生一些對人體有害的不良反應。

如中藥關木通（已列禁藥），對腎功能造成損害；甘草與西藥洋地黃同用，會引起洋地黃蓄積性中毒反應；最常見的黃連素，其主要的有效成分小蘗鹼在蠶豆病患者中使用，可引起溶血性黃疸，由這些中藥組成的中藥製劑可能會出現相關的不良反應。因此，在使用中藥製劑時，我們需要切實關注其不良反應。

### 四、中西藥結合不一定有效

化學藥品（西藥）之間的相互作用研究較多，但中藥製劑或中藥錠與西藥之間的相互作用研究相對缺乏。中藥的化學成分複雜，難以得到準確的研究結果。因此中西藥聯合使用並不是絕對增加療效，有可能使療效降低或出現新的不良反應。

比如：山楂丸、保和丸、五味子糖漿等成藥中含有酸性較強的中藥成分，可使磺胺類藥物在酸性條件下，降低療效進而失去抗菌作用，並且由於溶解度明顯降低，容易產生結晶尿和血尿。

含這類中藥的成分與蘇打錠、胃舒平、氨茶鹼、乳酸鈉等鹼性較強的藥物聯用會降低或失去療效。因此，在中西藥聯用時，療效並非是一加一的累加。不合理的聯用有可能會使療效降低並且增加藥物的不良反應。

中藥作為藥品一樣是雙刃劍，患者最好在專業醫生或藥師指導下，合理使用中藥，保證中藥使用的安全。

## 十大中藥補品，服用小禁忌

隨著生活水準的提高，現代許多家庭都會定期購買一些中藥的滋補藥品來給自己或者家人調理身體。其實補品也是中藥，即使是大家耳熟能詳的一些中藥補品也並不是所有人都適合服用的，它們也有一些服用禁忌。

下面就列舉一些常用了中藥補品的服用禁忌

## 一、山參

山參的補氣作用很強，但是市場上的價格都比較高。一般市面上普通的山參每克都需要三百元以上，優質的山參甚至超過了六百元每克。對於一般家庭來說，用山參進補的性價比並不高。因此，對於那些需要長期進補的人來說，適合購買一些價格低的參鬚來服用，長時間服用的話，也能取得很好的調理效果，而且花費較少。

## 二、高麗參

高麗參又稱為紅參，是一種很好的補品，但是要注意，熱性體質的人並不適合吃高麗參，以免出現亢奮、飽脹感強、吃不好、睡不好等不良反應。因此，夏季大多不宜服用。

## 三、西洋參

西洋參偏涼性，適合熱性體質的人服用。普通人參大都性平，但是西洋參既能夠補陰又能夠補氣，適合身體內熱的人服用。值得注意的是，現在市場上的西洋參品質大都沒有保證，參差不齊，需要仔細辨別再購買。此外，每次服用的量不宜過多，以免引發腹瀉。

## 四、阿膠

阿膠不溫不涼，能補肝陽血。新阿膠偏熱性，建議可將剛買來的優質新阿膠，儲存三、五斤放置於家中陰涼處，等三、五年後，變成陳阿膠，再自行熬製藥膏。

由於阿膠是膠體，腸胃道不好的人不可隨意服用，否則可能傷胃。在膏方裡，約百分之七十至百分之八十的成分都是阿膠。服用膏方前，要先「開路」，不僅能吸收更好，也不至於因油膩、不受補而傷脾胃。

## 五、燕窩

燕窩具有養陽潤肺作用，但性價比很不高。最好品質的燕窩，平均每吃一個月就要花費一千五百元左右。只有堅持每天吃，長期吃，才能見效，如果只是偶爾吃一兩次燕窩，根本不見效。

## 六、三七

三七的主要作用是活血，但三七也可能有副作用，過量使用可能傷胃，甚至引起胃出血。消化病病人在使用三七時，需合理治療；冠心病等心臟病病人也不能長期濫用。

## 七、鹿茸

鹿茸是種很溫和順養的補品，可用於男女腎虛、性慾減退、性激素下降、女性月經少、渾身怕冷等，都很見效，還適合再生障礙性貧血等人群。

但專家提醒，鹿茸溫熱作用非常強，如自行亂用，過量後可能會流鼻血。最好請醫生指導，控制用量。在製作上，由於鹿茸買來時是一片片的，一般可以用鹿茸來泡酒，方便、易操作。

### 八、蛤士蟆（雪蛤）

蛤士蟆有補陰、補肺作用，適合肺結核病人使用，但相對而言，性價比較高。

### 九、冬蟲夏草

冬蟲夏草對補腎、補肺效果較明顯，過量用冬蟲夏草，可能會過熱。把冬蟲夏草單純當補品使用，並不划算，但對手術後接受放化療的腫瘤病人，如體虛、家庭經濟條件好，效果很不錯。

### 十、楓斗

楓斗是補陽的補品，其品質價格差異很大。

由於楓斗有生津作用，適合口乾病人，能治津虧。也適合放療的病人使用。對鼻咽癌患者，在鼻咽腺體被殺滅後，可緩解、治療口乾、咽糙等。肺癌病人可以此治陽虛，長期放療病人也適合使用。

但是需要注意，患有腸胃癌病人並不適合吃。吃了過涼，反而會拉肚子。

## 良藥苦口利於病，服藥加糖療效差

許多人在服用中藥時，常常會抱怨中藥的味道，覺得難以入口。對於一些小孩來說，更會因為藥難喝而拒絕服藥，對中藥也產生了恐懼心理，一些家長往往會在湯藥中加入一些糖來降低苦味，讓孩子好入口，還有一些家長為了遷就孩子，僅僅因為藥物苦而改用西藥對孩子進行治療。

俗話說「良藥苦口利於病」，藥物雖苦，但是卻是針對患者病症開出的，如果加入糖，很有可能會降低藥物的療效。

其實，有些中藥苦也是有一定的好處的，中醫理論上說，中藥的性有寒、熱、溫、涼四種，而味則有辛、甘、苦、鹹、酸五種，其中辛能散，甘能緩，苦能澀，酸能收，鹹能夠入腎。可以說，不同味的中藥具有不同的藥效。

中藥不能加糖還與中藥成分較為複雜有關。大多數中藥含有一些鞣質和蛋白質，極易與糖類中的鈣、鐵等元素結合，發生化學反應，生成一些新的化合物沉澱，極大的影響了藥物的療效，破壞了預期的治療效果。

此外一些苦味健胃藥是為了透過苦味刺激末梢神經，增加唾液和胃腸消化液的分泌，以達到增強食欲、促進消化的目的，加入過多的糖就會掩蓋苦味，進而導致這類藥物失效。

既然不能隨意加糖服用中藥，那麼面對一些實在難以喝下的苦藥時，該如何順利喝下呢？在此，推薦中醫總結出的中藥怯苦六法，供讀者參考。

## 一、最佳時期服用

身體一般在每天都有兩個服藥的最佳時期，一個是上午的八點至十點，另一個是下午的兩點至三點，對於一些苦味較重的中藥可以在飯後的這個時段服用。

## 二、掌握藥液的溫度

雖然中醫上提倡「寒者熱之、熱者寒之」，但是也不可拘泥於這種說法。對於一些難以下嚥的苦味藥，可以把苦味藥的溫度控制在十五度至三十七度時服用，不要超過三十七度，以免舌頭對藥液的苦味過於敏感。

## 三、把握服藥的部位

科學研究表明，人體的苦味感受神經主要集中在舌頭的前半部分，舌尖尤其敏感。了解這一點之後，患者在服用苦味的藥液時，可以待藥液入口後，迅速含在舌根處咽下，也可以用湯匙直接把藥液送到舌根直接咽下。

## 四、把握服藥的速度

其實，藥液最好在入口後迅速咽下，不要在口中停留過長，否則時間越長，越會覺得苦。長時間口含苦味中藥的做法是錯誤的，無異於自討苦吃。

## 五、服藥之後適度飲些白開水

這樣能夠基本上緩解藥物的苦味，也有利於胃腸道對於藥液的吸收率。

## 六、適當添加一些其他類的調味料

一般情況下，可以在苦味藥中加入一些蜂蜜、蔗糖等減輕苦味，但是對於一些膽草和黃連等苦味中藥，應當盡量少用或不用調味品，以免減低藥物的療效。

透過中藥怯苦六法，患者靈活選擇和掌握，就能讓這些苦味藥也比較容易入口，進而保證了藥物的療效，也有利於患者自身疾病的治療。

## 中藥西藥，切莫隨意合用

目前市面上出現了許多打著中西醫結合的招牌的藥品和醫院，受到一些不明真相群眾的熱捧。猛然聽起來，覺得中西醫結合特別完美，可謂是中藥西藥兩不誤，治療效果肯定好。

其實，很多情況下，中藥跟西藥並不適合以期服用，以免降低治療效果，甚至還會引起一些嚴重的不良反應和副作用。中醫和西醫是完全不同的兩套醫學體系，都有自身的特性。在藥方上，中醫經過幾千年來的發展，逐漸總結和發現出許多用藥上的禁忌，而且也是根據患者自身的具體特點，進行有針對性的用藥。這些都是跟西醫有所不同的。

那麼，如果患者在生病後，遇到單純使用中藥或者西藥都不能取得良好的治療效果的情況時，確實需要中西醫結合來聯合用藥的話，也需要嚴格注意。

如果可以採取單純的中藥或者西藥治療就能取得較好的療效時，就沒必要採取中西藥合用的方法。這樣既能夠減少藥物的浪費，也可以避免一些藥物的不良反應和副作用。在用藥上，藥以簡單、有效、不良反應小為原則，避免這些不必要的中西藥合用。

# 中藥湯劑，禁忌過夜服用

對於長期喝中藥的老藥罐子來說，煎藥是件痛苦的事。很多人習慣頭天晚上就把第二天早上喝的藥提前煎出來。但這種辦法在夏季卻不是很好，因為藥材和藥液一旦變質發黴，非但不能治病，還有可能影響藥效甚至危及患者健康。

自煎的中藥湯劑一般不建議隔夜服用。如過夜服用或存放過久，不但藥效降低，而且會因空氣、溫度、時間和細菌汙染等因素影響，使藥液中的酶分解減效，細菌繁殖滋生，澱粉、糖類等營養成分發酵水解，以致藥液發餿變質，服用後對人體健康不利。放入冰箱內的方法也並不能延長存放時間，將藥材和其他食物放在一起，不僅各種細菌易侵入藥材，而且冰箱內濕度大，藥材也容易受潮發黴。

此外，還有一種常見的煎服中藥法是：一副藥當天只煎一次，上午趁溫熱時喝一半，四至六小時後再喝另一半。但在夏季，這個方法也不合適，由於中藥含有澱粉、糖類、蛋白質、維生素、胺基酸、多種酶和微量元素，煎煮時這些成分大部分溶解在藥湯裡，在炎熱高溫天氣，藥材浸泡過久容易變質，因此煎好後三十分鐘內就應將藥湯喝完。

對於需要煎服兩次的中藥，夏季正確的煎服方法是，每天早上煎一次，濾出藥渣，喝完。晚上再把藥渣重煎一次，趁溫熱時喝完。

建議夏季最好不要請人代煎多袋中藥用普通包裝帶回家。如果藥材過多，請醫院或者藥局代煎後，可將採用真空密封包裝的藥湯放入冰箱，但不宜超過七天。如果藥液袋鼓起或者藥液變味、有氣泡時，藥液很可能已經變質，最好不要服用。

中藥湯劑禁忌過夜服用：因為中藥裡含有澱粉、糖類、蛋白質、維生素、揮發油、胺基酸和各種酶、微量元素等多種成分，煎煮時這些成分大部分溶解在湯藥汁裡。一般服法是趁溫熱時先服一半，四至六小時後再服一半。如果過夜服用或存放過久，不但藥效降低，而且會因空氣、溫度、時間和細菌汙染等因素的影響，使藥液中的酶分解減效，細菌繁殖滋生，澱粉、糖類營養等成分發酵水解，以致藥液發餿變質，服用後對人體健康不利。

## 各人體質不同，切莫隨意憑方用藥

中藥相對於西藥而言，藥性溫和，副作用也較少，受到越來越多人的追捧。但是中藥也不可能是完全綠色無公害，儘管藥性沒有西藥那麼強烈，也不會干擾電解質平衡，但是也需要經過肝臟的代謝和腎臟的濾過，也是具有一定的風險。

根據相關機構的調查，在中藥的臨床治療中，患者由於吃錯中藥而中毒，甚至造成生命危險的例子比比皆是。因此，患者一定要謹記「是藥三分毒」，在使用中藥的時候也不能粗心大意，不可以隨意憑藉藥方用藥，需要根據各種藥材的性質和自身的疾病史、過敏史、身體狀況等方面綜合考慮，防止中藥也變成毒藥。

## 一、中藥需要根據個人體質區別用藥

一般情況下，中藥都需要在醫生診斷區分病人的體質，再結合病情、病狀等因素考慮之後在綜合用藥。這種做法是十分科學的。

中醫把人的體質分為寒體和熱體，寒體的人一般脾胃虛寒、身體較瘦弱；體質偏熱的人則身體較為健壯，但是容易上火。個人的體質與藥性能夠相互影響：如果藥性跟病人體質相同，則會加大藥力，增加身體的負擔；如果相反，則會大大降低藥物的治療效果。這些都需要醫生在開藥之前做好診斷。

## 二、中藥用藥的一些常見問題

許多人認為，滋補藥品屬於營養品，吃得越多，補得就越多，對人體也就更有益。這種觀點是非常錯誤的。比如：人參是家喻戶曉的一種滋補藥材，許多家庭都會花大價錢買一些人參給自己和家人進補。殊不知，人參也不是每種體質的人都適合服用的。如果服用人參的人剛好身體屬於偏熱體質，在大量服用人參之後，很容易導致咽喉痛、上火等症狀，甚至還會引發一些新的併發症。而中醫理論中有「虛不受補」這一說法，體質極度虛弱的人也不適合服用人參，否則不但沒達到進補的效果，反而對自己的身體造成損害。

此外，清熱解毒的中藥不適合體質偏寒的人大量服用，以免引起腸胃不適或者腹瀉。阿膠雖是一種補血養顏的滋補品，但是脾胃不好的人每次不能服用過大，以免引起消化不良。

鑒於中藥的成分較為複雜，患者在診斷時，需要把自己的體質、疾病史、過敏史等重要資訊無保留的告訴醫生，以便醫生準確判斷，開出適合自己的藥品。患者在服藥之後需要密切注意自身的身體狀況，一旦感到身體不適，就需要立即到專業的醫生那裡診斷，保證自身的用藥安全。

## 常年服藥，須重視對肝功能的潛在威脅

肝臟是人體的重要器官，對於糖類、脂肪、蛋白質的解毒、代謝儲存、免疫等都有其重要的功能，是人體一個巨大的轉換生產線。如果一個人的肝臟功能不好，就會導致人體內的毒素蓄積，繼而損害身體其他器官。

患者在服用藥物的時候，大多數藥物在經過腸道吸收之後，會聚集到肝臟進行轉化和代謝，特別是一些口服藥經過胃腸吸收之後直接進入肝臟。由於一些藥物或者它們在代謝時容易產生一些毒素蓄積和不良反應。一些患有慢性病或者身體免疫力低下的患者需要常年服藥，要嚴格按照醫生指導用藥，以免長期服藥持續不斷的增加肝臟的負擔，損害肝臟，嚴重的話還會引發藥物性肝炎。如果患者本身的肝臟功能就不好，就更應該謹慎服藥，以免造成危險。即使是一些常見的滋補品也會增加肝臟負荷，不適合這類人服用。

### 一、長期服藥對肝臟的損害

常年服藥會導致體內的毒素蓄積，患者表現為身體容易疲勞，影響正常生活工作，嚴重的話會出現血漿白蛋白水準降低、球蛋白水準升高、轉氨酶升高等血液異常情況，甚至會引

發藥物性肝炎。

藥物性肝炎不同於常見的病毒性肝炎，它是由於患者長期服用的藥物及藥物在代謝過程中產生的新物質引起的肝臟損害，極易引起肝功能異常。不過這種由於藥源性感染造成的藥物性肝炎並不具備傳染性，因而不需要進行常規的肝炎治療，可以透過注意休息、保肝、停藥等方法來治療這種疾病。

## 二、藥物性肝炎的原因

患者在長期服藥後導致藥物性肝炎的原因主要是內源性引起的。在這一類患者中，許多人本來就有代謝功能障礙，比如腎功能不全的病人在服用一些藥物後，腎臟並不能達到正常的代謝或者功能低於正常水準，而造成所有藥物毒素都需要肝臟來代謝，對肝臟功能造成嚴重的影響。

## 三、預防藥物性肝炎的注意要點

### (一) 代謝功能本身不好的患者謹慎用藥

許多患者自身的肝腎由於一些疾病因素，肝腎功能不及正常的成年人。因此在需要長期服藥時，必須以不增加肝臟的代謝負荷為前提。

為了保護肝臟，患者需要定期去醫院做肝功能的檢查，及時了解自身的健康資訊。此外也可以透過採取一些措施來減輕肝臟合成和代謝的負擔，比如：患者可以多吃一些蔬菜和水果來補充維生素，必要時可以加服一些維生素錠，這樣可以減輕肝臟的合成負擔。同時可以服用一些葡萄糖來代替肝臟解毒和合成，這樣才能更好的保護肝臟。

### (二) 中藥不能隨意服藥

許多患者認為中藥的副作用少，可以隨意服藥。其實不管是中藥還是西藥，都需要經過肝臟代謝，不可能是絕對安全無害的。如果患者不聽從醫生的指導和藥品說明書上的規定而盲目用藥的話，對肝臟的影響是非常大的。為了患者的身體健康，在此強烈建議患者需要嚴格做到安全用藥，切忌長時間過量服用一些對肝臟有一定損傷的藥物。

### (三) 適時、適當服用一些保肝藥品

患者在服用一些對肝臟功能損傷較大的藥品時，可以搭配服用一些保肝的藥品。中藥中的保肝藥品藥性溫和，但是治療過程很長，只適合需要長時間調理肝臟的患者。相對而言，西藥保肝可以迅速見效。

不過，如果患者屬於輕度肝功能異常，則不必服用保肝藥，一般停藥之後就會恢復正常，對於那些中度和重度肝功能損害的患者，則需要服用保肝藥，並注意飲食和休息。

總而言之，患者在服用中藥時也不能掉以輕心，不能自作主張，隨意購買和服用，以免對肝造成傷害。尤其需要注意的是，一些需要長期服藥的慢性疾病患者的肝臟更易受到損害，需要嚴格控制用藥量，並且需要定期去醫院去做相關器官功能的檢查，一有不適就需要立即就醫，以免對自己身體造成更為嚴重的損害。

電子書購買

國家圖書館出版品預行編目資料

你真的會吃藥嗎？吃藥三分毒：不聽信偏方、不自己當醫師、不當領藥魔人 / 馬淑君著 . -- 第一版 . -- 臺北市：崧燁文化事業有限公司，2021.07
面； 公分
POD 版
ISBN 978-986-516-678-6( 平裝 )
1. 服藥法 2. 投藥 3. 保健常識
418.74　　110008379

# 你真的會吃藥嗎？吃藥三分毒：不聽信偏方、不自己當醫師、不當領藥魔人

臉書

作　　者：馬淑君
發 行 人：黃振庭
出 版 者：崧燁文化事業有限公司
發 行 者：崧燁文化事業有限公司
E-mail：sonbookservice@gmail.com
粉 絲 頁：https://www.facebook.com/sonbookss/
網　　址：https://sonbook.net/
地　　址：台北市中正區重慶南路一段六十一號八樓 815 室
Rm. 815, 8F., No.61, Sec. 1, Chongqing S. Rd., Zhongzheng Dist., Taipei City 100, Taiwan (R.O.C)
電　　話：(02)2370-3310　　　傳　　真：(02) 2388-1990
印　　刷：京峯彩色印刷有限公司（京峰數位）



定　　價：380 元
發行日期： 2021 年 07 月第一版
◎本書以 POD 印製